Dʳ TUFFIER

Professeur agrégé à la Faculté de Médecine de Paris
Chirurgien de l'hôpital de la Pitié

CHIRURGIE DU POUMON

EN PARTICULIER

DANS LES CAVERNES TUBERCULEUSES

ET LA GANGRÈNE PULMONAIRE

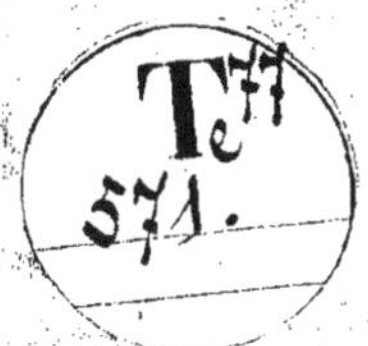

PARIS

MASSON ET Cⁱᵉ, ÉDITEURS

LIBRAIRES DE L'ACADÉMIE DE MÉDECINE

120, BOULEVARD SAINT-GERMAIN

1897

CHIRURGIE DU POUMON

EN PARTICULIER

DANS LES CAVERNES TUBERCULEUSES ET LA GANGRÈNE PULMONAIRE

35706. — PARIS, IMPRIMERIE LAHURE

9, rue de Fleurus, 9

Dᵣ TUFFIER

Professeur agrégé à la Faculté de Médecine de Paris.
Chirurgien de l'hôpital de la Pitié.

CHIRURGIE DU POUMON

EN PARTICULIER

DANS LES CAVERNES TUBERCULEUSES
ET LA GANGRÈNE PULMONAIRE

RAPPORT

Présenté au Congrès international des Sciences médicales
de Moscou 1897

SECTION DE CHIRURGIE

PARIS

MASSON ET Cⁱᵉ, ÉDITEURS

LIBRAIRES DE L'ACADÉMIE DE MÉDECINE

120, BOULEVARD SAINT-GERMAIN

1897

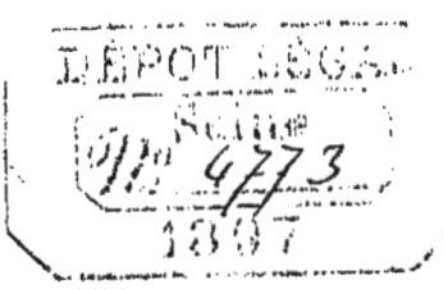

Dr TUFFIER

Professeur agrégé à la Faculté de Médecine de Paris.
Chirurgien de l'hôpital de la Pitié.

CHIRURGIE DU POUMON

EN PARTICULIER

DANS LES CAVERNES TUBERCULEUSES ET LA GANGRÈNE PULMONAIRE

I

Si la chirurgie s'est attaquée de tout temps aux affections pulmonaires, il lui fallait les résultats de l'expérimentation, les progrès de l'anatomie pathologique et les bienfaits de l'antisepsie pour avoir une base scientifique solide et une sécurité nécessaires et indispensables à sa généralisation.

La première pneumotomie n'a pas de date, et notre ancêtre qui la pratiqua sans le savoir n'a guère droit à l'immortalité. Mais il est, dans l'histoire de toutes les conquêtes chirurgicales, un moment précis où les initiateurs de tous pays cherchent à attaquer une même région ; les faits cliniques qui constitueraient leurs meilleures armes sont alors insuffisants, l'observation provoquée, c'est-à-dire l'expérimentation, y supplée. Cette première tentative est généralement repoussée jusqu'au temps, souvent éloigné, où la masse chirurgicale l'envahit et l'annexe définitivement. Pour la chirurgie pulmonaire, c'est en 1873 que se place cette ère scientifique. Les essais d'injections intra-parenchymateuses ou d'incisions faites par Koch [1] et Mosler [2] n'avaient guère été suivis, quand, en 1881, Gluck [3] dans un long mémoire indiquait l'innocuité de la ligature du pédicule pulmonaire et l'extirpation possible de tout l'organe. Schmidt [4] en même temps et par un autre procédé nous montrait la facilité des résections partielles et successives de cet organe et Biondi [5], poussant jusqu'à l'application directe ces résultats expérimentaux, provoquait la tuberculose par inoculation pulmonaire et en déterminait la guérison par pneumectomie. Du premier coup, l'expérimentation avait atteint les limites de son domaine. Tous ceux qui ont succédé à ces expérimentateurs [6], et je suis de ce nombre, n'ont pu que confirmer leurs conclusions. Le grand retentissement de ces faits expérimentaux n'eut qu'un écho lointain et un peu tardif sur la chirurgie pulmonaire qui ne prit rang qu'à titre exceptionnel. Malgré les efforts de Rochelt [7] en Allemagne, de Godlee [8] en Angleterre, de Runeberg [9] en Danemark, de Bull [10] en Suède, et de Truc [11] en France, on n'arrivait à réunir avec Roswell Park [12] en 1887 que 84 cas de chirurgie du poumon. La prise de possession était cependant complète et le domaine déjà bien établi. Ces faits se multiplient comme le prouvent les récentes statistiques de Fabricant [13] et de Quincke [14], et le rapport de M. Reclus [15]. Malgré ces nombreux travaux, les conclusions de vos prospecteurs ne se sont pas notablement

[1] Koch, *Archiv f. klin. Chir.*, 1873, t. XV, p. 706; — *Berlin. klin. Woch.*, 1874, p. 194; — *Deutsche med. Woch.*, 1882, p. 440.
[2] Mosler, *Berlin. klin. Woch.*, 1875, p. 43.
[3] Gluck, *Berlin. klin. Woch.*, 1881, p. 645.
[4] Schmidt, *Berlin. klin. Woch.*, 1881, p. 757.
[5] Biondi, *Gior. internat. dell. Sc. med.*, 1882, t. IV, p. 759; et 1883, t. V, p. 248, 417.
[6] Block, *Berlin. klin. Woch.*, 1881, p. 645. — Marcus, *Soc. de Biologie*, 1881, p. 323. — Tuffier, *Soc. anat.*, 1891, p. 300.
[7] Rochelt, *Wiener med. Presse*, 1886, p. 1035 et passim.
[8] Godlee, *Lancet*, 1887, t. I, p. 457, 511, 667, 714.
[9] Runeberg, *Deutsche Archiv f. klin. Med.*, 1887, p. 91, t. XLI.
[10] Bull, *Congrès internat. Copenhague*, 1884, t. II, p. 146.
[11] Truc, *Th. de Lyon*, 1885.
[12] Roswell Park, *Annals of Surgery*, 1887, t. I, p. 385.
[13] Fabricant, *Chir. Viestnik*, 1894, p. 763.
[14] Quincke, *Mitt. aus Grensg. f. d. Med. und Chirur.*, 1895, t. I, p. 1; et 1896, t. I, p. 240.
[15] Reclus, *Congrès français de Chirurgie*, 1895, p. 62.

modifiées. Il semble que la remarquable communication de Bull, qui date de 1884, à ce même Congrès international tenu à Copenhague, ait été écrite dans ces tout derniers temps, et je suis heureux de rendre ici hommage à sa haute clairvoyance chirurgicale. Les résultats de la chirurgie en face des suppurations pulmonaires sont restés ce qu'il les a décrits, et ils ont bien suivi ses prévisions dans la cure des lésions aseptiques.

Ce n'est pas à dire que nous n'ayons encore de nombreux progrès à faire, et il en est un que je veux signaler tout de suite, car il nous est commun et accessible à tous. En face du stock considérable de faits que j'ai dû classer et cataloguer, j'ai été surpris du nombre très élevé d'observations inutilisables, soit par défaut de renseignements précis sur la nature de l'affection, soit par notions insuffisantes sur le mode de traitement ou les résultats définitifs de l'opération. Si pour les lésions aseptiques du poumon : traumatismes, tumeurs, tuberculose au début, il ne peut y avoir doute sur la nature de la maladie, il en est tout autrement pour les maladies septiques et l'on confond volontiers les abcès et les pleurésies enkystées, les gangrènes et les bronchiectasies. Le titre des observations ne correspond point à l'analyse exacte des symptômes ou aux comptes rendus d'autopsie. Je crois utile d'appeler l'attention de tous nos collègues sur ces lacunes, autant pour les besoins de la science que pour la facilité de la tâche de mes successeurs.

Un autre progrès, aussi facile à vous exposer que difficile à réaliser, a trait *aux perfectionnements du diagnostic.* C'est bien plus dans l'insuffisance ou le défaut de localisation des lésions pulmonaires que dans les imperfections de la technique opératoire que réside la cause de notre infériorité et de nos échecs. N'ayant à m'adresser qu'à des collègues expérimentés ou à des maîtres, je vous rappellerai les faits établis et je n'aborderai en détail que les questions encore litigieuses et discutables, au point de vue *diagnostique* et *thérapeutique.*

II

Toute intervention chirurgicale sur l'appareil pulmonaire nécessite un *diagnostic* précis, portant sur l'existence, la nature, le siège, la forme et le nombre des lésions du poumon malade, sur l'état de la plèvre, du poumon du côté opposé et sur l'état viscéral du sujet. Cette vérité générale trouve ici une application toute particulière à cause de la fréquence des erreurs de diagnostic. L'*existence* d'une lésion pulmonaire est facilement *méconnue*, et l'histoire des néoplasmes en contient de très nombreux exemples; mais, l'existence d'une lésion septique et sa nature étant démontrées, la localisation de son *siège* est tout particulièrement insidieuse. Sans doute les signes physiques sont excellents; l'auscultation, la percussion, donnent des renseignements précieux, mais ils peuvent être mis en défaut au point de vue de la *profondeur* du foyer à atteindre et au point de vue de sa *hauteur*. La lecture des observations est particulièrement suggestive à cet égard, la belle et savante leçon de M. Fernet [1] en est un loyal aveu. Dans les observations qui composent notre statistique, nous relevons nombre de ces erreurs. Des cliniciens hors pair, des oreilles particulièrement heureuses, après de minutieux examens, y ont été trompés. C'est la base du poumon qui est le siège d'élection de ces méprises; le sommet, plus limité, y expose moins; dans la gangrène pulmonaire seule je trouve 10 défauts de localisation vérifiés par la chirurgie. Et de fait il n'y a rien là de bien étonnant, la direction dans laquelle se propagent les signes stéthoscopiques dépend souvent de la condensation des tissus autour du foyer morbide. L'épaisseur, la forme de cette zone créent un maximum de bruits pathologiques. De l'ensemble de ces erreurs la chirurgie peut tirer un enseignement général : l'indication donnée par les signes physiques nous

[1] Fernet, *Semaine médicale*, 1896, p. 185.

fait viser généralement un peu trop bas la lésion pulmonaire.

Les difficultés sont bien plus grandes pour tracer les *limites* d'un foyer morbide. Une petite caverne entourée d'une zone épaisse et diffuse d'induration pulmonaire donne souvent les mêmes signes qu'une large excavation et rend sa recherche difficile ou infructueuse. Bull, Runeberg, Quincke, Fernet ont rencontré des cas de ce genre. Même mise en défaut quand nous cherchons à savoir si le foyer est *unique ou multiple*. Dans maintes circonstances, et l'accident m'est arrivé, le chirurgien, après avoir ouvert et drainé une petite cavité gangreneuse, a cru avoir atteint la lésion diagnostiquée, et l'autopsie a montré que le foyer principal avait échappé aux recherches (obs. 37, 38, 51, 60 du tableau F ; obs. 3, 8, 14 du tableau B). Dans aucune de ces observations le diagnostic de la multiplicité des foyers morbides n'avait été posé et cependant, dans la gangrène pulmonaire, cette multiplicité est loin d'être rare puisque, sur 74 cas traités chirurgicalement, nous trouvons signalée 11 fois cette complication. Il n'en est heureusement pas de même dans les bronchiectasies; là, au contraire, le diagnostic d'ectasies multiples a été nettement posé.

La quantité d'expectoration est un facteur diagnostique important pour l'évaluation du volume du foyer, mais il est infidèle. La lésion principale s'accompagne d'une bronchorrée plus ou moins abondante, et l'étude des dilatations bronchiques nous montrera qu'il peut n'exister aucun rapport entre le volume de l'expectoration et les dimensions des ectasies bronchiques. La *vomique* quotidienne peut elle-même être abondante et la cavité petite (obs. 35, 37, 38 du tableau D) : dans un même effort caverne et bronches se vident d'un seul coup. Ces causes d'erreur, très faciles à éviter en apparence, constituent en pratique des difficultés considérables qui ont embarrassé et trompé les cliniciens les plus attentifs.

Aussi la *ponction exploratrice* est-elle mise largement à contribution soit avant d'entreprendre l'opération, soit au cours même de l'intervention, quand, arrivé sur le poumon, l'opérateur ne sait plus guère vers quelle région il doit se diriger. Elle est malheureusement loin d'offrir la garantie et la sécurité à laquelle on s'attendrait. Sur 85 cas elle est restée impuissante 19 fois, et, dans 12 autres faits, il a fallu de deux à douze ponctions pour tomber sur le foyer morbide.

PONCTIONS EXPLORATRICES

Ponctions positives. .	Gangrène pulmonaire. .	23 cas.	
	Abcès pulmonaire . . .	16 cas.	52
	Bronchiectasies	15 cas.	
Ponctions négatives. .	Gangrène pulmonaire. .	6 cas.	
	Abcès pulmonaire . . .	5 cas.	19
	Bronchiectasies.. . . .	8 cas.	
Ponctions multiples (¹)	Gangrène pulmonaire. .	6 cas.	
	Abcès pulmonaire . . .	7 cas.	16
	Bronchiectasies.. . . .	5 cas.	

87 cas.

A peu près inoffensives quand elles sont pratiquées au moment même de l'opération, ces ponctions peuvent devenir dangereuses quand elles sont purement exploratrices (²) et plusieurs fois répétées, surtout si l'aiguille traverse une zone septique avant de tomber dans le foyer principal comme cela est la règle dans les dilatations bronchiques. Les résultats positifs eux-mêmes ne nous renseignent que sur le siège d'un foyer, mais non sur la multiplicité des lésions; aussi voyons-nous trois cas où le trocart tomba dans une cavité qui n'était qu'accessoire et laissa méconnue la lésion principale (obs. 22, 58, 57 du tableau F).

Je renvoie le diagnostic si important des *adhérences* au chapitre qui les concerne (p. 8), et si je me permets de rappeler l'importance de *l'état général* du sujet, c'est que les dégéné-

<hr>

(¹) Il fallut de 2 à 12 ponctions pour découvrir le foyer de suppuration.
(²) ISRAEL, cité par POCHAT, *Inaug. Dissert.*, Kiel, 1894; — GODLEE, *Brit. M, J.*, 1884, t. I, p. 1045; — LASSEN, *Inaug. Dissert.*, Kiel, 1886,

rescences viscérales sont fréquentes dans les suppurations du poumon, puisque je relève plusieurs cas de dégénérescences amyloïdes viscérales ayant causé la mort des opérés.

L'incision exploratrice elle-même du parenchyme pulmonaire suivie de l'exploration digitale peut être insuffisante. Plusieurs fois la pneumotomie, après la ponction, n'a pas rencontré le foyer principal. Heureusement ce foyer a pu parfois se vider les jours suivants dans le trajet opératoire (obs. 22, 41, 52, 57, 60 du tableau F); dans d'autres cas moins favorables, c'est seulement par l'autopsie que l'erreur a été constatée (obs 5, 8, 14 du tab. B; obs. 6 du tab. C; obs. 33 du tab. D; obs. 57, 51 du tab. F). Vous voyez que la précision du diagnostic inséparable d'une saine thérapeutique est loin d'être la règle. Nous avons beaucoup à gagner de ce côté et j'espère que les méthodes nouvelles de phonendoscopie et de radiographie nous apporteront de nouveaux éléments de localisation très désirables, et rendront ainsi plus précises nos interventions. Tout ce que j'ai vu sur mes malades me fait croire que ces méthodes ne peuvent qu'indiquer une imperméabilité moins grande du parenchyme pulmonaire en une région, sans nous dire les causes de cette imperméabilité, mais les observations nous prouvent que c'est surtout le siège des lésions qui nous manque; ce seront donc de précieux adjuvants. L'importance capitale de cette question de diagnostic, qui à mon avis prime la question opératoire, est ma seule excuse de m'y être attardé si longuement et j'arrive à l'exposé des opérations de chirurgie pulmonaire.

III

Les premières tentatives opératoires furent très réservées. En 1873 Koch donne le pas à la ponction pulmonaire sur l'incision; mais, sous le couvert de l'antisepsie, la pneumotomie facile large et efficace est reconnue inoffensive, et aucun de nous n'hésite actuellement à réséquer une ou plusieurs côtes pour aborder plus sûrement et inciser à ciel ouvert le foyer du poumon. De même les perfectionnements successifs de la technique opératoire et les procédés d'hémostase définitive, ont permis d'aborder sans dangers les résections parenchymateuses. Je n'ai donc pas ici à défendre devant vous une conquête déjà ancienne, reconnue de tous et définitivement acquise, mais à vous exposer les questions pendantes dont la solution rendra nos possessions plus sûres, nous permettra d'y évoluer en toute sécurité et peut-être même de les étendre.

Toute intervention sur le poumon comprend trois temps bien distincts : *la traversée du thorax, celle de la plèvre et l'incision du poumon.* Les deux premiers ne sont que des opérations préliminaires, permettant d'aborder la troisième, qui constitue l'intervention principale.

L'anesthésie par le chloroforme me paraît préférable à l'éthérisation qui congestionne le poumon. *L'anesthésie locale* peut trouver son application chez les malades particulièrement cachectiques. L'attitude à donner à l'opéré est variable. Il faut ici tenir grand compte de la situation dans laquelle le malade se place pour vider sa caverne, si l'on veut éviter des accidents toujours redoutables d'obstruction bronchique.

1° La *thoracotomie* ne prête guère à discussion : les parties molles sont sectionnées dans une étendue et suivant une direction qui varie avec les dimensions et la profondeur du foyer pulmonaire. L'incision courbe dont la convexité inférieure déborde le point déclive du foyer et dont les extrémités peuvent être plus ou moins recourbées suivant les besoins ultérieurs, suffit à tous les cas. La cage thoracique est désossée dans les mêmes proportions et suivant les mêmes indications. Les côtes ne sont plus à ménager maintenant que nous savons la grande efficacité de leur résection dans la cure des cavités pulmonaires. C'est en face du feuillet pariétal de la plèvre que les divergences commencent parce que c'est là que commence le danger. Les feuillets pleuraux *sont-ils adhérents*? On incise franchement dans le bloc pleuro-pulmonaire comme on a incisé dans les parties molles. On voit le changement de coloration et de consistance qui nous indique que notre terrain, de pleural, est devenu parenchymateux. Cette adhérence toujours espérée nous indique généralement que le foyer pulmonaire est sous-jacent. Elle devient un point de repère précieux, elle nous prouve que nous avons pris la bonne voie, et si j'ajoute qu'elle allège le pronostic opératoire de toutes les difficultés et de tous les dangers d'un pneumothorax immédiat et d'une infection pleurale consécutive, on comprend quel rôle important elle joue, et combien sont justifiés nos vains efforts pour en assurer le *diagnostic avant l'opération*. La clinique nous dit bien que les poussées pleurétiques antérieures, la marche aiguë de l'infection causale ou sa très longue durée, la douleur localisée en un point, l'enfoncement des espaces intercostaux pendant l'inspiration, la rétraction de la base du thorax, plaident en faveur de la symphyse pleurale. Nous savons aussi qu'une aiguille enfoncée dans le poumon en suivra les mouvements et qu'alors l'amplitude de ses oscillations sera proportionnelle à la liberté du poumon. Toutes ces recherches et ces constatations sont recommandables, mais aucune ne peut offrir de garantie absolue et j'en ai fait souvent l'épreuve.

2° En face d'une affection pulmonaire nous ne pouvons avoir que des présomptions sur l'existence de la *symphyse pleurale*, et nous ignorons complètement si ces adhérences seront molles, lâches ou résistantes, étendues ou limitées. Seuls à cet égard les résultats de l'observation ont une importance favorable, puisque pris en bloc ils donnent 190 plèvres adhérentes sur 215 opérations pour lésions septiques, soit 87 0/0.

	ADHÉRENCES LÂCHES OU INSUFFISANTES	ABSENCE D'ADHÉRENCES
Cavernes tuberculeuses	1	5
Abcès	4	9
Bronchiectasies	4	3
Corps étrangers	1	3
Gangrène	14	5
	24	25

C'est donc sur cette fréquence très grande et sur la nature inflammatoire de la lésion causale qu'il faudra compter en y joignant les constatations directes que j'ai signalées.

Si ces *adhérences n'existent pas*, si l'on voit chevaucher la surface gris rosé du poumon avec son tracé lobulaire noirâtre à travers la plèvre pariétale, la conduite à tenir est discutable : on peut *chercher ces adhérences, les provoquer* ou *s'en passer*.

Pour les chercher, peut-on impunément, hardiment et largement, ouvrir le feuillet pleuro-pariétal, déterminer un pneumothorax, explorer la séreuse et le poumon et aller chercher la lésion? (Delagénière [1]). La manœuvre est simple et facile, mais les conséquences en sont bien différentes suivant que le pneumothorax ainsi provoqué est total ou partiel, suivant qu'il n'existe *aucune adhérence* entre le poumon et la plèvre pariétale, ou que *les adhérences siègent à une distance plus ou moins éloignée de l'incision*. Dans huit observations où il se produisit un pneumothorax total les résultats ont été les suivants.

Obs. 41 (Tab. F). — L'opération fut différée, pratiquée quatre semaines plus tard; on trouva à ce moment des adhérences; le malade guérit.

Obs. 67 (Tab. F). — Le pneumothorax occasionna des accidents immédiats d'asphyxie qui obligèrent à suspendre l'opération sans avoir pu ouvrir le foyer gangreneux.

Obs. 5 (Tab. E, corps étranger ayant déterminé des accidents gangreneux). — Le foyer ouvert inonda la cavité pleurale, il s'ensuivit une pleurésie purulente rapidement mortelle.

Obs. 47 (Tab. C). — Malgré la rétraction du poumon l'abcès fut ouvert, le malade, opéré *in extremis*, mourut quelques heures après.

Obs. 48 (Tab. C). — Le pneumothorax rendit l'exploration et l'incision de l'abcès impossible, la plèvre fut drainée mais il survint une pleurésie purulente qui nécessita la pleurotomie; le malade mourut de cette dernière complication.

Obs. 7 (Tab. B). — Le pneumothorax n'empêcha pas l'ouverture de la caverne, il se résorba en 6 jours et le malade guérit.

Obs. 23 (Tab. D). — L'opération fut abandonnée sans que la caverne eût été ouverte; l'opéré succomba quelques heures après.

Enfin Biondi a tenté une pneumectomie dans un cas de bronchiectasie (obs. 39, Tab. D). Le contenu de la caverne se déversa dans la cavité pleurale, une pleurésie purulente suraiguë consécutive emporta le malade.

[1] H. DELAGÉNIÈRE, *Archives provinciales de chirurgie*, Paris, 1894, t. III, p. 27.

Ces résultats sont déplorables : Deux morts rapides par infection ; et sur les cinq autres opérés, celui de Krecke succomba quelques heures après l'opération ; deux autres guérirent mais le foyer de suppuration ne fut pas ouvert, enfin chez l'opéré de Œhler l'ouverture du foyer de gangrène fut différée et pratiquée quatre semaines après ; il faut reconnaître que dans ce cas on eut affaire à des accidents bien complaisants. Le seul fait dans lequel le pneumothorax paraît n'avoir déterminé aucun accident est celui de Kurz et il est possible que, dans ce cas, le pneumothorax ait été incomplet (obs. 7, tuberculose).

La conclusion s'impose : Il vaut mieux *chercher* ou *provoquer* les adhérences. Pour les chercher, M. Bazy [1] introduit par une petite plaie du feuillet pariétal l'index dans la cavité pleurale, explore, puis referme cette première incision pour reporter son champ opératoire là où il a rencontré une adhérence ou une induration. Moi-même [2] j'ai conseillé de décoller le feuillet pleuro-pariétal et de chercher à sa surface une irrégularité, une induration qui trahisse la présence de la lésion pleuro-pulmonaire. Si cette exploration est négative, ou même si, sans y avoir insisté, on pense qu'il n'y a pas d'adhérences, il faut *les créer*. Ce temps opératoire paraît très délicat à certains d'entre vous qui adoptent un procédé lent ; ils arrêtent la première opération au feuillet pariétal (Quincke [3], Krause [4]) et remettent l'incision pleuro-pulmonaire à une date indéterminée, après avoir provoqué ces adhérences, le premier par des applications répétées de pâte de chlorure de zinc, le second par un tamponnement antiseptique. Ces méthodes lentes s'accordent mal avec les accidents rapidement menaçants des suppurations pulmonaires, aussi la plupart des autres chirurgiens avec Péan (1861) suturent les deux feuillets pleuraux en formant une collerette et isolent ainsi un

[1] Bazy, *Congrès de chirurgie*, 1895, p. 79.
[2] Tuffier, *Soc. de chirurgie*, 1895, p. 672.
[3] Quincke, *Mitt. aus Grensgeb. f. d. Med. und Chirurg.*, 1895, t. I, H. I, p. 1.
[4] Krause, *Berliner klin. Woch.*, 1895, p. 347.

PLÈVRES NON ADHÉRENTES

(Opération en 2 temps.)

NUMÉROS	MALADIE	OPÉRATEURS	GENRE D'OPÉRATION	RÉSULTATS
Tab. F, n° 29.	Gangrène.	Krause.	Tamponnement de l'incision, arrêtée à la plèvre pariétale, avec la gaze iodoformée. Pneumotomie 5 jours après.	Guérison sans incidents, mais les plèvres étaient insuffisamment adhérentes en un point.
Tab. F, n° 46.	Gangrène.	Pochat.	Pâte de chlorure de zinc. Ouverture de la cavité 10 jours après.	Il existait une caverne que la malade ne laissa ouvrir que 10 semaines après la 1re. Mort.
Tab. F, n° 53.	Gangrène.	Quincke.		
Tab. F, n° 19.	Gangrène.	Freiberg.	Pâte de Canquion. Pneumotomie 5 jours après.	Mort 16 j. après. Pleurésie purulente.
Tab. C, n° 21.	Abcès.	Quincke (Lassen)	Plusieurs injections de quelques gouttes de teinture d'iode pour provoquer des adhérences.	Mort avec pleurésie purulente.
Tab. C, n° 34.	Abcès.	Neuber.	Opération en deux temps à 6 jours d'intervalle. Tamponnement.	Guérison.
Tab. C, n° 27.	Abcès.	Quincke.	Pâte de chlorure de zinc. Ouverture de la cavité en 18 jours.	Guérison.
Tab. C, n° 28.	Abcès.	Quincke.	Pâte de chlorure de zinc. Ouverture de la cavité en 12 jours.	Guérison.
Tab. C, n° 29.	Abcès.	Quincke.	Pâte de chlorure de zinc. Cavité ouverte en 3 semaines.	Guérison.
Tab. B, n° 18.	Caverne tuberculeuse	Quincke.	Pâte de chlorure de zinc. Ouverture de la caverne 16 jours après.	Pas d'accidents du côté de la plèvre. État stationnaire.
Tab. D, n° 29.	Bronchiectasie.	Quincke.	Pâte de chlorure de zinc. Pneumotomie 20 jours après.	Guérison.
Tab D, n° 30.	Bronchiectasie.	Quincke.	Pâte de chlorure de zinc. Ouverture de la cavité en 1 mois.	Guérison opératoire sans incidents du côté de la plèvre.

NUMÉROS	MALADIE	OPÉRATEURS	GENRE D'OPÉRATION	
Tab. D, n° 31.	Bronchiectasie.	Quincke.	Pâte de chlorure de zinc. Ouverture de la cavité en 6 jours.	Gu to d
Tab. D, n° 32.	Bronchiectasie.	Quincke.	Tamponnement et teinture d'iode après résection costale sans ouvrir la plèvre.	Mo vi vi
Tab. D, n° 35.	Bronchiectasie.	Quincke.	Pâte de chlorure de zinc. Ouverture de la cavité 11 jours après.	Mo d. d.
Tab. D, n° 36.	Bronchiectasie.	Quincke.	Pâte de chlorure de zinc. Ouverture de la caverne 1 mois après.	Mo l' v n
Tab. D, n° 37.	Bronchiectasie.	Quincke.	Pâte de chlorure de zinc. Ouverture de la caverne 1 mois après.	G t d d
Tab. E, n° 8.	Corps étranger.	Quincke.	Pâte de chlorure de zinc. Ouverture de l'abcès en 16 jours.	Gu
Tab. E, n° 9.	Corps étranger.	Quincke.	Pâte de chlorure de zinc. Ouverture de l'abcès en 3 semaines.	G

champ opératoire au milieu duquel ils pénètrent d
mon. Roux[1] a décrit un procédé de « couture » à ar
qui consiste à bien harponner le poumon à chaque
guille, un catgut double oblitère exactement le tr
l'aiguille. C'est à ce procédé que je me rallierai.
savons par les expériences de Quénu[2], que j'ai e
de vérifier avec le professeur Cornil : que les sutures
pleuro-pariétales ne déterminent pas toujours des
mais qu'il suffit de pratiquer une suture antisep
obtenir une irritation suffisante et des adhérences
pleuraux. D'ailleurs, une suture aseptique pulmon

[1] Roux, *Soc. de chirurgie*, 1891, p. 442.
[2] Quénu. *Soc. de chirurgie*, 1896, p. 787.

rait être théoriquement admise puisque les germes pénètrent dans le poumon au delà de la bronche du lobule pulmonaire.

Si les adhérences n'existent pas au point correspondant à la lésion pulmonaire présumée, il faut d'abord les chercher, et si on échoue, les créer par la suture sauf dans les cas exceptionnels de lésions superficielles. Si ces adhérences sont lâches ou insuffisantes, il est utile de les consolider par quelques points de suture sous peine de les voir céder (obs. 60, gangrène; obs. 20, abcès), en provoquant un pyo-pneumothorax mortel ou une pleurésie purulente. Malgré tous ces moyens un pneumothorax opératoire peut brusquement compliquer l'opération et mettre en péril les jours des malades, les expériences de Rodet et Pourrat[1], les faits cliniques de Muller[2], de Roux (obs. 12, Tabl. F), les observations d'ablation des tumeurs du thorax avec envahissement du feuillet pariétal dans lesquelles cet accident est fréquemment relevé, et tout ce que j'ai personnellement constaté m'ont démontré que la meilleure conduite à tenir est de saisir rapidement le poumon rétracté, de l'amener de vive force dans la plaie thoracique et de l'y fixer. Je crois que l'on pourra profiter de l'accident pour explorer d'un tour de main la surface pulmonaire, chercher à sentir une induration et choisir de préférence comme point de fixation à la paroi thoracique la région correspondant au foyer morbide. Cette fixation a de nombreux avantages : elle atténue presque instantanément les accidents asphyxiques menaçants, elle diminue l'anxiété respiratoire, elle relève la tension artérielle et régularise le pouls et permet, après cette alerte plus ou moins vive, de continuer l'opération.

La preuve de cette efficacité est cliniquement donnée par ce fait que si la fixation à la paroi cède et si le poumon s'échappe, de suite les accidents de collapsus se reproduisent ; l'expérience a été maintes fois reproduite. On comprend ainsi le rôle important et capital que joue la présence d'une adhérence dans

---

[1] Rodet et Pourrat, *Archives de physiologie*, 1802, t. IV, 5ᵉ série, p. 522.
[2] Muller, *Deutsche Zeitschrift f. Chirurgie*, 1893, t. XXVII, p. 42.

PLÈVRES NON ADHÉRENTES — SUTURE DES PLÈVRES

(Opération en 1 temps.)

NUMÉROS	MALADIE	OPÉRATEURS	GENRE D'OPÉRATION	RÉSULTAT
Tab. F, n° 12.	Gangrène.	De Cerenville et Roux.	Suture des plèvres, procédé de Roux. Ouverture du foyer pulmonaire le même jour.	Guérison après accidents de pleurésie purulente et de pneumothorax nécessitant 2 pleurotomies.
Tab. F, n° 52.	Gangrène.	Quincke.	Deux sutures; ouverture du foyer 5 jours après.	Guérison sans incidents.
Tab. F, n° 65.	Gangrène.	Thue.	Poumon suturé à l'incision, insuffisance des adhérences.	Pleurésie purulente, pleurotomie. Mort 3 mois 1/2 après. Péricardite suppurée.
Tab. F, n° 56.	Gangrène.	Lejars.	Suture après l'ouverture de la cavité pulmonaire.	Mort, épuisement, 2 jours après.
Tab. F, n° 32ᵇ.	Gangrène.	Kundinsteff.	Sutures.	Guérison sans incidents.
Tab. C, n° 5.	Abcès.	Andrews.	Suture après production d'un pneumothorax. *Ponction* 8 j. après.	Mort, hémoptysie pendant la ponction.
Tab. C, n° 49.	Abcès.	Valton.	Sutures. Pneumotomie le même jour.	Mort 20 jours après d'épuisement. Pas de pleurésie.
Tab. B, n° 3.	Caverne tuberculeuse.	De Cerenville.	Sutures des plèvres malgré les adhérences. Pneumotomie le même jour.	Mort 20 j. après des progrès de la tuberculose. Pas de pleurésie.
Tab. B, n° 12.	Caverne tuberculeuse.	Roux.	Suture (procédé de l'auteur). Pneumotomie le même jour.	Pas d'incidents. Amélioration.
Tab. D, n° 24.	Bronchiectasie.	Laache.	Suture en collerette du poumon aux lèvres de la plaie. Ouverture de la caverne 8 jours après.	Guérison sans incidents.
Tab. C, n° 13.	Abcès.	Godlee.	Trois points suturés de la plèvre. Pneumotomie le même jour.	Mort 3 j. après. Les plèvres étaient absolument saines.

les cas de pneumothorax opératoire ou accidentel. C'est à elle que les opérateurs qui ont ouvert largement la plèvre doivent leur impunité, sinon leur succès. Pour établir le pronostic exact de l'ouverture pleurale, il ne faut faire entrer en ligne de compte que les plèvres saines; toutes les autres bénéficient de cette adhérence providentielle même éloignée du point opéré.

Ces heureuses conséquences de la symphyse pleurale s'expliquent facilement. La fixation permet à la partie du parenchyme pulmonaire fixée de suivre les mouvements du thorax, c'est-à-dire de respirer; le champ d'hématose en bénéficie d'autant, et les accidents d'excitation des extrémités du pneumogastrique, qui jouent un si grand rôle dans les troubles dyspnéiques, disparaissent. Cette fixation constitue en outre un précieux point d'appui pour l'expansion totale ultérieure du poumon, c'est-à-dire pour la disparition du pneumothorax. Peut-être l'aspiration de l'air pleural pratiquée immédiatement pourra-t-elle encore contribuer à ce résultat ([1]).

5° La traversée pleurale, toujours aléatoire et quelquefois dangereuse, étant effectuée, *la pénétration dans le parenchyme pulmonaire* nécessite une notion exacte du siège de la lésion, pour permettre son attaque au point déclive. Si rien dans la coloration ou la consistance du poumon ne l'indique, la ponction exploratrice s'impose. Elle guidera l'incision si elle est positive; si elle est négative, l'incision pulmonaire et l'exploration digitale intra-pulmonaire deviendront nécessaires. J'insiste sur cette dernière qui m'a donné des renseignements bien précieux dans deux cas récents, l'un de kyste hydatique, l'autre de gangrène profonde. Mais cette incision et cette exploration elles-mêmes peuvent *passer à côté du foyer*; l'expérience montre heureusement que dans ces cas un drain laissé à demeure sert d'appel à la suppuration voisine (voy. p. 7).

([1]) LLOBET, *Revue de chirurgie*, 1895, p. 243.

Pendant l'incision pulmonaire, un seul accident est à éviter, et encore est-il plus préoccupant que grave, c'est l'*hémorragie*. Les observations prouvent que cet accident n'a qu'une fréquence théorique. Nous ne trouvons dans les faits publiés que 2 cas d'hémorragie primitive un peu sérieuse arrêtés d'ailleurs par le simple tamponnement (obs. 27, gangrène; obs. 6, abcès). Dans une observation d'Andrews (obs. 5) survint pendant une ponction une hémorragie mortelle, mais l'autopsie n'a pas été faite et le malade avait eu depuis plusieurs jours des hémoptysies. Enfin l'*entrée de l'air* dans les veines pulmonaires a causé la mort d'un opéré de Quincke (obs. 57, tableau D).

Je ne m'attarderai pas à discuter le meilleur mode d'incision pulmonaire, chacun a ses indications; je préfère le bistouri en cas de lésions aseptiques ou même d'abcès simples. Le thermocautère et les caustiques me paraissent impuissants contre les hémorragies graves et les autres ne sont guère à redouter avec l'emploi du bistouri. L'état de septicité et de virulence particulière des foyers à atteindre peut faire donner la préférence au fer rouge. Quant aux ponctions simples soit au thermocautère, soit avec un gros trocart, et à leur élargissement par un instrument mousse, pince ou laminaire, elles n'ont que des indications exceptionnelles. Le foyer ouvert sera minutieusement exploré *de tactu* et de *visu*, on pensera toujours à la multiplicité des lésions avant de le tamponner et de drainer sans lavage. Les soins ultérieurs doivent tenir compte avant tout de l'impossibilité d'une asepsie complète dans ces cavités pulmonaires communiquant presque toujours avec l'extérieur par les bronches.

Tout ce que je viens de dire de la pneumotomie est applicable à la *résection du poumon*, mais tandis que les documents abondent pour établir le bilan de la première opération la seconde est exceptionnelle (nous n'en avons rassemblé que 20 cas[1]) et ne permet pas d'étude générale. Cette rareté des

---

[1] Prolapsus, 7 cas. — Néoplasmes, 7. — Noyaux tuberculeux, 4. — Cavernes tuberculeuses ou bronchiectasiques, 2 cas.

pneumectomies est due moins à la crainte des dangers opératoires qu'au peu de fréquence de leur indication ; heureusement le nombre restreint de ces observations est largement compensé par la netteté des faits et par leur grand intérêt. L'enseignement principal que ces observations comportent a trait à la fréquence du pneumothorax. Il commande une suture parfaite, unissante, hémostatique et imperméable à l'air de la plaie pulmonaire (obs. 6, tableau A).

Ces notions diagnostiques et thérapeutiques étant établies, je dois avant d'aborder l'étude des résultats thérapeutiques, diviser les lésions justiciables de la chirurgie pulmonaire en lésions *aseptiques* et affections *septiques* [1]. Cette division, applicable à toutes nos interventions, est ici de première importance. Les résultats d'une opération qui s'adresse à un organe et à un sujet aseptiques peuvent et doivent être prévus, le chirurgien en porte toute la responsabilité. Il en est autrement quand nous attaquons un foyer septique sur un sujet infecté, les conditions de résistance qui ne sont elles-mêmes que la résultante de son état d'intoxication cellulaire sont des inconnues difficiles à dégager et nous ne pouvons comparer en rien une pneumectomie pour tumeur à une intervention pour gangrène. La *chirurgie pulmonaire aseptique* s'adresse aux *traumatismes* et aux *tumeurs du poumon*. La *chirurgie des affections septiques* vise les *abcès, la gangrène, les cavernes tuberculeuses, les dilatations bronchiques, et l'actinomycose*. Enfin *la tuberculose au début* et les *kystes hydatiques* appartiennent à la première variété dans leur début et passent dans la seconde dès qu'une infection se combine à la maladie première. C'est la fréquence incomparablement plus grande de nos interventions dans les maladies septiques du poumon qui a conduit

[1] Je suis obligé d'éliminer ici tout ce qui a trait à la chirurgie pleurale. Malgré leur haut intérêt, les observations dans lesquelles une pleurotomie a conduit sur une lésion pulmonaire causale mais accessoire dans l'intervention ne peuvent être rangées dans le même cadre que les opérations dirigées sur le poumon même. Je regrette cette nécessité, car les résultats particulièrement favorables dans l'espèce allégeraient singulièrement le pronostic de la chirurgie pulmonaire, mais ils en fausseraient d'autant les résultats.

votre comité à formuler d'une façon particulière le titre de ce rapport en insistant sur « *la chirurgie des cavernes tuberculeuses et la gangrène des poumons* ».

Ainsi bien délimitée dans son ensemble, la chirurgie pulmonaire donne les résultats opératoires suivants :

Groupe	Lésion		Opération	NOMBRE D'OPÉRÉS.	GUÉRIS.	MORTS.
LÉSIONS ASEPTIQUES. Guéris 22=75,8% Morts 7=24,1% } 29.	LÉSIONS TRAUMATIQUES — Plaies	9	Suture de la plaie pulmonaire	5	3	2
	Plaies		Tamponnement	4	3	1
	Prolapsus traumatiques	8	Résection	7	7	»
			Suture et réduction	1	1	»
	Hernies	1	Cure radicale	1	1	»
	Néoplasmes	7	Pneumectomies	7	4	3
	Noyaux tuberculeux	4	Pneumectomies	4	3	1
KYSTES HYDATIQUES.	Kystes hydatiques	61	Pneumotomies	61	55=90,1%	6= 9,8%
LÉSIONS SEPTIQUES. Guéris 140(¹)=64,8% Morts 75=35,2% } 215.	Cavernes tuberculeuses	56	Pneumotomies	26	13=50 %	13=50 %
			Ponction	1	1	»
			Thoracoplasties	3	2	1
			Pneumectomie	1	»	1
			Incis. d'abcès communiquants	5	4	1
	Abcès	49	Pneumotomies	43	33=76,2%	10=25,8%
			Ponctions	6	4	2
	Bronchiectasies	45	Pneumotomies	38	28=73,6%	10=26,3%
			Ponctions	5	3	2
			Thoracoplastie	1	1	»
			Pneumectomie	1	»	1
	Corps étrangers	11	Pneumotomies	8	4	4
			Ponction	1	1	»
			Pleurotomies	2	2	»
	Gangrène	74	Pneumotomies	71 (¹)	42=59,1%	29=40,8%
			Ponctions	2	1	1
	Actinomycose	1	Pneumotomie	1	1	»
	Totaux	306		305 (¹)	217=70,9%	88=29,1%

Ces relevés généraux ne portent guère d'enseignement, leur dépouillement pour chaque lésion pulmonaire sera autrement instructif.

(¹) Une observation (Tab. F, n° 4) dont le résultat opératoire est inconnu a été retranchée.

II

LÉSIONS ASEPTIQUES

Traumatismes et hernies du poumon. — Les *traumatismes*
graves du poumon s'accompagnent souvent d'hémorragie ou
de hernie de l'organe.

Les hémorragies ne deviennent justiciables d'une intervention directe que dans des cas exceptionnels.

Chercher à tarir leur source menaçante paraît s'imposer et
cependant les faits sont peu nombreux où cette conduite ait
été tenue (9 observations). Dans les plaies étendues, l'irruption
du sang dans la plèvre est telle que l'assistance même immédiate est encore trop tardive. Dans les cas bénins, l'occlusion
de la plaie semble suffire[1]. Il est entre ces faits extrêmes, des
hémorragies qui constituent, par leur abondance et leur persistance, un danger incontestable, mais dont l'intensité n'est
pas suffisante pour provoquer la mort immédiate. A cette
variété doit s'adresser notre intervention. L'ouverture rapide
et large du thorax, l'extraction des caillots et le nettoyage de la
plèvre, permettent de trouver l'origine de l'hémorragie. Le
tamponnement, la forcipressure, la suture de la plaie pulmonaire mettent un terme à l'écoulement sanguin. L'asepsie du
blessé et de l'opérateur compensent la gravité de l'intervention. Dans les cas où cette conduite a été tenue, Dalton, de
Sanctis et Feliciani, Virdia[2], ont suturé la plaie pulmonaire,

[1] Discussion de la Soc. de chirurgie, séance du 6 novembre 1895.
[2] DALTON, *J. of Am. med. Assoc.*, 1895, t. XXI, p. 310. — DE SANCTIS et FELICIANI, *Rif. med.*, 1894, t. I, p. 98. — VIRDIA, *Rif. med.*, 1896, t. II, p. 462.

Omboni[1] a même excisé un fragment du poumon traumatisé. L'opéré de Dalton succomba à d'autres lésions, et la plaie fut trouvée à l'autopsie parfaitement réunie. Omboni perdit son malade de septicémie; les deux autres ont guéri. Le tamponnement après ouverture large du thorax a donné à Michaux, Quénu et Guidone [2] trois succès. Robert et Delorme [3], qui sont intervenus tardivement, ont vu leur opéré succomber à l'anémie.

Agir vite est ici le facteur important, et l'hémostase par suture profonde de la plaie me paraît un excellent procédé. Au cas où l'abord de la lésion serait impraticable, le tamponnement trouverait son indication.

Le *prolapsus du poumon* est en général consécutif à une plaie de poitrine, exceptionnellement il succède à une contusion. Survenu au moment même de la blessure ou quelques instants après, il conduit à une intervention variable avec l'*état* du viscère prolabé. Le poumon peut être *sain*, sa coloration est alors rosée et violacée, il crépite sous le doigt; ou bien il est lui-même *déchiré* et sa suture s'impose tout d'abord. Quand le parenchyme est devenu grisâtre, sa surface est septisée. En face de ces prolapsus, la meilleure conduite à tenir est-elle de réduire l'organe, ou de lier le prolapsus au ras de la paroi thoracique avec ou sans réduction du pédicule? Le volume de la tumeur est rarement suffisant pour que sa suppression constitue un danger ou même un inconvénient, ce n'est donc pas de ce côté qu'il faut chercher l'indication opératoire. Si l'accident est récent, si la hernie est aseptique, on peut faire de légères tentatives de réduction et drainer. Quand ces conditions rares ne sont pas remplies, on s'exposerait à réduire un organe septique dans le thorax; mieux vaut alors lier le

---

[1] Omboni, *Ann. Univ. di Med. et Chirurg.*, Milano, 1885, t. CCLXXI, p. 32.
[2] Michaux, *Congrès de chirurgie*, 1895, p.89. — Quénu, *Soc. de chirurgie*, 6 novembre 1895. — Guidone, *Rif. med.*, 1896, t. II, p. 458.
[3] Robert et Delorme, *Congrès de chirurgie*, 1893, p. 426.

pédicule bien au ras de l'espace intercostal, exciser la hernie, fermer et drainer la plaie sans réduction du pédicule [1]. Sans doute cette conduite expose à une hernie tardive, mais cette complication est rare et en somme de peu de gravité.

Dans les cas de hernie survenant *par contusion* du thorax ayant déchiré les muscles intercostaux et laissant sous la peau une tumeur crépitante, la méthode généralement suivie a été d'attendre la cicatrisation des petites déchirures pulmonaires sous le couvert d'une simple immobilisation suivie de réduction et de compression. M. Reynier [2] a préféré ouvrir les téguments, suturer et réduire le poumon, et son malade a guéri.

La chirurgie de la *hernie pulmonaire spontanée* ou survenue après guérison d'une plaie de poitrine est pauvre en documents. L'issue du viscère est consécutive à une déformation congénitale ou acquise, traumatique ou spontanée, mais c'est une hernie vraie à travers un collet plus ou moins large et en tout semblable à une hernie intestinale. Si le sac manque dans les hernies pulmonaires traumatiques immédiates, il est constant dans les hernies spontanées et dans les hernies traumatiques tardives [3]; son collet correspond à la paroi intercostale. La très grande majorité de ces hernies est abandonnée à elle-même. Quelques-unes ont été maintenues par un bandage, souvent on a eu la chance de les voir disparaître presque complètement et il est exceptionnel qu'on ait eu à intervenir dans ces cas. Un accroissement progressif et douloureux de la tumeur m'a conduit à pratiquer l'opération bien simple de la cure radicale [4]. 1° Incision parallèle à la troisième côte et croisant le sommet de la tumeur; dissection des plans musculo-aponévrotiques et isolement du sac. 2° Isole-

[1] Sept cas de prolapsus traités par ce procédé ont donné 7 guérisons : Richards, *Indian Med. Gaz.*, Calcutta, 1880, t. XV, p. 213. — Hayes, *Brit. M. J.*, 1884, t. I, p. 10. — Demons, *Soc. Chirurg.*, 1886, p. 450. — Massart, *Rev. gén. de Clinique et de Thérapeutique*, 1892. — Peradon, *Arch. de méd. et de pharmacie militaires*, 1892, t. XX, p. 124. — Du Bourguet et Legrain, *Arch. générales de méd.*, 1893, t. XXXI, p. 202. — Lopez, *Siglo medico*, Madrid, t. XLI, p. 198.

[2] Reynier, *Soc. chirurgie*, 1895, p. 646.

[3] Galliard, *in* Debienne, *Th. Paris*, 1897, p. 90. — Sahli, *ibid.*, p. 89.

[4] Tuffier, *Soc. de chirurgie*, 1890, p. 202.

ment et décollement du feuillet pariétal autour de l'anneau. 3° Réduction du poumon, ligature de la plèvre sans l'ouvrir, au-dessus de l'anneau. 4° Fermeture des parois thoraciques et réunion sans drainage. Mon malade est resté guéri. Dans un autre cas j'ai essayé sans succès l'application d'un bandage qui a été mal toléré (¹).

Néoplasmes du poumon. — L'anatomie pathologique de certains néoplasmes primitifs du poumon et des bronches permet d'espérer que leur localisation, leur siège et leur structure rendront possible et efficace leur exérèse. Mais la difficulté de leur diagnostic laissera pendant longtemps encore notre intervention bien exceptionnelle, il suffit de lire le tout récent mémoire de Zagari (²) pour s'en convaincre une fois de plus. Aussi la pneumectomie pour tumeurs ne s'est-elle adressée jusqu'ici qu'à des noyaux secondaires ou primitifs *du thorax* propagés au parenchyme sous-jacent. Je ne sache pas qu'il existe une observation où l'on ait diagnostiqué et opéré un néoplasme pulmonaire sans y avoir été conduit par une tumeur thoracique. Les sept observations que j'ai pu rassembler prouvent donc simplement la possibilité de poursuivre dans le poumon une tumeur des côtes et de réséquer une partie de cet organe. Cette notion n'est pas nouvelle puisque Sédillot en a été le promoteur. Tous ces faits sont semblables ; il s'agit dans nos sept observations d'un *sarcome secondaire de la paroi thoracique* survenant plus ou moins longtemps après l'ablation de la tumeur primitive. Le sujet est jeune, l'état général est bon, on décide une nouvelle extirpation, au cours de laquelle on trouve le néoplasme adhérent au poumon, ou même un noyau secondaire dans le parenchyme ; la tumeur est enlevée, le poumon est suturé et l'opéré

(¹) Tuffier, *in* Debienne, *Th. Paris*, 1807, p. 71.
(²) Zagari, *Della diagnosi dei tumori maligni primarii della pleura e del polmone,* Napoli, 1896.

guérit. Si peu favorables que soient en général ces exérèses des noyaux secondaires, elles ont donné dans les cas présents des résultats qui vraiment sont dignes d'intérêt et qui prouvent que les dangers de la résection du parenchyme pulmonaire sont largement compensés par la survie donnée aux opérés. La malade de Péan (obs. 3) était encore guérie une année après son opération. Krœnlein (obs. 4) qui a courageusement poursuivi les récidives de sa patiente l'a vue survivre sept ans. L'opéré de Muller (obs. 5) vivait encore quatre ans et huit mois après l'opération.

Le danger de l'intervention réside dans le défaut d'adhérences des feuillets pleuraux en dehors des limites du néoplasme; aussi le pneumothorax total est la règle, et comme l'opération, longue et minutieuse, doit être poursuivie longtemps après la pénétration de l'air dans la plèvre, cet accident est toujours sérieux. L'opéré de Weinlechner (obs. 3) a succombé à une pleurésie purulente. Krœnlein et Muller ont dû après cet accident cesser l'anesthésie, le pouls montant à 140 et la respiration à 60. Ils en ont été quittes pour cette vive alerte, puisque leurs malades ont guéri. Ce sont surtout les phénomènes immédiats qui sont ici alarmants, car il s'agit d'opérations aseptiques qui ne donnent guère prise à une infection opératoire. Dès 1861, Péan évitait cet accident par la suture en couronne des deux feuillets de la plèvre autour de la région à opérer. C'est pour ces cas spéciaux que j'ai proposé[1] d'avoir recours à l'insufflation trachéale et à la respiration sous pression au moyen d'une canule à tampon introduite dans le larynx. Mon collègue Quénu[2] est arrivé à cette même conclusion et Bartlett[3] a adopté cette façon de procéder. Nos essais qui n'en sont encore qu'à la période expérimentale et qui nous ont rendu service en physiologie, arriveront, je l'espère, à être applicables en clinique. Le meilleur moyen, si

---

[1] TUFFIER, *Soc. de biologie*, novembre et décembre 1896.
[2] QUÉNU, *Soc. de chirurgie*, 1897, séance du 10 février.
[3] BARTLETT, *Lancet*, 1894, p. 402.

la plèvre est ouverte sous l'anesthésie, consiste à harponner rapidement le poumon en collapsus et le fixer aux lèvres de la plaie comme l'ont fait avec succès Muller, Bayer([1]) et nous-même. Cette pneumopexie constitue en somme la formation artificielle d'une adhérence qui présente un double avantage, elle permet de suite à une région assez étendue du poumon de suivre l'expansion thoracique, c'est-à-dire de respirer et de lutter contre les phénomènes asphyxiques immédiats, et surtout elle constitue un point d'appui pour l'expansion future du poumon et assure une plus rapide guérison du pneumothorax. La suture de la plaie pulmonaire constitue un temps tout particulièrement minutieux, elle porte sur un organe mobile et friable. Elle doit être hermétique et parfaite sous peine de laisser produire un pneumothorax de cause interne ; c'est pour avoir manqué à cette règle que Koenig (obs. 6) dit avoir perdu son malade.

III

KYSTES HYDATIQUES

Si l'histoire des néoplasmes proprement dits est restreinte et demande de nouvelles observations, il en est tout autrement de celle des kystes hydatiques. Ici ma tâche est facile et, grâce aux nombreux travaux publiés sur cette question et en particulier par nos collègues d'Australie, l'accord chirurgical est unanime. Seule *la question de diagnostic* mérite encore des perfectionnements. L'affection est longtemps méconnue avant la vomique révélatrice. Quelquefois même, c'est l'examen micrographique des crachats qui révèle la présence des crachats. Le

[1] BAYER, *Cent. f. Chirurg.*, 1897, p. 37.

N⁰ˢ	INDICATIONS BIBLIOGRAPHIQUES	SEXE AGE	DIAGNOSTIC	DÉBUT	SIÈGE DU NÉOPLASME
1	**Sédillot**, cité par Baldus, *Inaug. Dissertatio*; Bonn, 1887, p. 16, et par Meyer, *Inaug. Dissertatio*, Erlangen, 1889, p. 13.		Sarcome du poumon secondaire à un sarcome des parois thoraciques.		
2	**Péan** (1861), Congrès français de chirurgie, 1895, p. 77.	F	Tumeur du poumon.		4⁰ espace intercostal.
3	**Weinlechner** *in* Riedinger, *Deutsche Chirurgie Lief.*, XLII. p. 269, et *in* Müller, *Deutsche Zeitsch. f. Chirurg.*, 1893, t. XXXVII, p. 41.		Myxo-chondrome du poumon, secondaire à un myxo-chondrome des parois thoraciques.		
4	**Kroenlein**. *Berliner klin. Woch.*, 1884, p. 199, et 1886, p. 185, *Corresp. blatt. f. Schweizer Aerzte*,1887, t. XVII, p. 696, et *in* Müller, *Deutsche Zeitsch. f. Chirurgie*, 1893, t. XXXVII, p. 41 (fin de l'observation).	F 18 ans.	Sarcome du poumon secondaire à un sarcome costal récidivé.	8 mois.	6⁰ côte gauche, ligne axillaire.
5	**Müller**, *Deutsche Zeitschrift f. Chirurgie*, 1893, t. XXXVII, p. 42.	H	Chondrome du poumon secondaire à un ostéochondro-sarcome costal.	4 ans.	Base droite, partie antérieure du thorax, de la 6⁰ à la 7⁰ côte et du sternum à la ligne axillaire.
6	**Kœnig**, *Berlin. klin. Woch.*, 1896, p. 132.		Noyaux sarcomateux du poumon secondaires à un sarcome du sternum.		
7	**Williams**, cité par Zagari, p. 143.	H 37 ans.	Myxo-chondrome du lobe médian du poumon droit secondaire à un myxo-chondrome costal.	4 ans.	De la 2⁰ à la 7⁰ côte droite, au voisinage du mamelon.

OPÉRATION sur LE THORAX ET LA PLÈVRE	OPÉRATION SUR LE POUMON	RÉSULTAT		AUTOPSIE
		OPÉRATOIRE	ÉLOIGNÉ	
Résection de 2 côtes et de toute la paroi thoracique, y compris la plèvre.	Résection d'un fragment du poumon adhérent à la paroi thoracique.	Guérison.		
	On fait adhérer les 2 feuillets pleuraux par une suture en collerette et on enlève la tumeur au galvanocautère.	Guérison.	Le malade vivait encore l'année suivante.	
Résection de 3 côtes et de toute la paroi thoracique, y compris la plèvre.	Résection d'un morceau de poumon de l'étendue de la paume de la main, adhérent à la tumeur. Résection de 2 noyaux secondaires métastatiques de la surface du lobe inférieur.	Mort 24 heures après.		Pleurésie purulente. L'excision de la paroi n'avait pas permis la réunion totale des parties molles.
Incision parallèle à la 5e côte. Résection de la paroi thoracique (5e, 6e et 7e côtes). Le poumon adhère à la tumeur. Les adhérences détachées, il se produit un pneumothorax total inquiétant. (P. 140, R. 60.) On dut cesser l'anesthésie.	Extirpation d'un noyau sarcomateux secondaire du poumon, du volume d'une grosse noix. Résection en plein tissu pulmonaire sain. Suture du poumon au catgut. Drainage de la plèvre.	Guérison sans incidents.	Récidive dans la cicatrice 3 ans 5 m. après. Nouv. extirpation et nouv. pneumectomie. Guérison en 8 sem. Récidive 6 m. après dans la paroi thorac. Nouv. opérat., mais sans pneumectomie. Mort plus de 7 ans après la 1re opération. Généralisation.	
Résection du thorax, de la 5e à la 6e côte inclus. Les adhérences du poumon à la tumeur déchirées, il se produit un pneumothorax total avec arrêt de la respiration. Les accidents ne cessent que lorsque le poumon est attiré dans la plaie thoracique.	Gros noyau néoplasique du poumon extirpé. Double ligature du pédicule pulmonaire et suture de la plaie du poumon, qui mesure 9 cent. de long sur 3 de large. Drainage de la plèvre.	Guérison rapide, 3 semaines.	Récidive superficielle dans la cicatrice, 2 ans et 3 mois après. Extirpation ; guérison. Revu guéri 4 ans et 8 mois après la première opération.	
Résection du sternum.	Résection d'un petit noyau sarcomateux du poumon, sans suture de la plaie pulmonaire.	Mort dans la nuit qui suivit l'opération, de pneumothorax causé par l'introduction de l'air dans la plèvre par les bronches sectionnées.		
Résection du thorax (3e, 4e, 5e côtes). Pneumothorax. Collapsus du poumon.	Résection d'un noyau volumineux du lobe médian et de 2 noyaux de petit volume du lobe supérieur.	Mort, collapsus.		

point de départ hépatique ou pulmonaire du kyste est également
ment difficile à fixer et cependant le mode d'intervention peut
dépendre de cette localisation. Tout récemment je n'ai pu faire
préciser par mes collègues le siège d'un de ces kystes, et la
radiographie est restée insuffisante, le kyste n'étant pas suppuré. Ces collections abandonnées à elles-mêmes augmentent
de volume, s'ouvrent dans les bronches ou dans la plèvre, s'in-
fectent et tuent les malades dans plus de 50 pour 100 des cas.

Un kyste au début, *non suppuré* et *non ouvert* dans les bronches,
est généralement méconnu. Nous nous attaquons quelquefois
à une cavité non suppurée, mais ouverte dans les bronches ; en
général le kyste est suppuré et communique avec les bronches,
c'est un véritable abcès qu'il nous faut ouvrir.

La *ponction simple*, ou suivie d'injection de sublimé, et
l'*incision* ont été mises en parallèle. La ponction est aujourd'hui
une méthode jugée, elle est infidèle et dangereuse. Elle donne
à peine 25 pour 100 de guérisons, mais, par contre, la moitié
des malades ainsi traités sont morts rapidement après cette intervention. La *pneumotomie*, dont nous avons rassemblé 61 faits,
a été suivie de guérison dans 55 cas, soit 90,1 pour 100 : il
est inutile d'insister sur ses avantages. Les accidents opératoires ont été très rares, la plupart des pneumotomies se sont
adressées à des kystes suppurés, des adhérences pleurales
existaient presque toujours. Quelques kystes non suppurés
siégeant en plein parenchyme, comme nous en avons publié
un cas (¹), ont donné lieu pendant l'opération à la production
d'un pneumothorax. La thérapeutique de cette lésion est
vraiment trop nettement établie aujourd'hui pour que je m'y
attarde devant vous.

(¹) Tuffier, *Congrès français de chirurgie*, 1896, p. 389.

IV

TUBERCULOSE

Il en est tout autrement de la tuberculose pulmonaire qui relie par son évolution la chirurgie aseptique aux interventions pour suppuration. De toutes les maladies infectieuses, elle est la plus rebelle à la thérapeutique et même à la prophylaxie. Toute la série, et la liste en est longue, des médications ou des spécifiques proposés contre cette redoutable affection ont échoué avec une continuité vraiment désespérante. Ce n'est pas que de nombreux malades ne tolèrent ou même ne guérissent leurs lésions, mais la mort par généralisation ou extension progressive en est encore la terminaison la plus fréquente. Devant de pareils faits, la chirurgie avait le droit de proposer son assistance. Les procédés modernes et les perfectionnements de la technique opératoire justifiaient cette proposition. Ces essais ont été d'ailleurs limités, et les déconvenues si fréquentes, les assauts si souvent repoussés dans l'attaque de cette maladie, n'étaient pour nous que de médiocres encouragements.

La tuberculose pulmonaire est une manifestation locale rarement limitée et circonscrite, accompagnée de troubles généraux et d'autres déterminations locales qui souvent commandent la situation.

La localisation primitive de la tuberculose à son début sous forme de noyaux, son évolution envahissante et destructive sans manifestations générales infectieuses, la range dans le cadre des processus néoplasiques. A la période d'excavation, elle se rapproche au contraire des septicémies pulmonaires, mais l'état et la structure *des parois* de la caverne, leur part active et capitale dans la marche progressive des lésions les en éloignent et leur imposent une place spéciale, bien distincte, et une thérapeutique bien différente de celle des suppurations. C'est le contenu de la cavité qui nécessite l'intervention dans les suppurations pulmonaires; c'est, sauf rares exceptions, *le contenant,* c'est-à-dire la *paroi de la caverne tuberculeuse* qui doit être l'objet et le but de notre intervention; or l'évacuation d'un foyer est autrement simple que la destruction d'une paroi. A cette différence capitale dans l'indication opératoire, correspondra une différence absolue dans les résultats thérapeutiques.

A notre point de vue, la première question est de savoir s'il existe dans l'histoire anatomo-pathologique ou clinique de la tuberculose du poumon des lésions ou des accidents justiciables des procédés chirurgicaux. A cette première question, la réponse est difficile. Il semble que tout ait été dit sur cette maladie, et cependant il y aurait beaucoup à chercher encore pour établir l'utilité, la nécessité ou l'impuissance de la chirurgie. Là, comme dans toutes les nouvelles conquêtes chirurgicales, une revision anatomique et des notions précises d'anatomie pathologique s'imposent. La chirurgie de l'utérus, du foie ou du rein n'a-t-elle pas bouleversé les notions autrefois admises?

En dehors de toute complication telle qu'une hémoptysie ou un pneumothorax, la tuberculose pulmonaire a été attaquée à deux périodes absolument distinctes. *Au début* alors qu'il existe un simple noyau tuberculeux; plus tard à la période d'*excavation.* Le but thérapeutique, la technique opératoire sont complètement différents dans ces deux cas. Au début, c'est à une néoplasie semblable, à une véritable tumeur que nous nous adressons, son extirpation est notre but, la lésion est justiciable de la *pneumectomie.* La caverne tuberculeuse, trop étendue, trop incertaine dans ses limites, ne relève plus que de l'incision pure et simple : la *pneumo-*

tomie, suivie d'un traitement approprié de ses parois. Dans le premier cas, le traitement aurait la prétention d'être curatif, dans le second il est palliatif, et de l'idée que chaque chirurgien s'est fait de l'obstacle naturel à la guérison de la caverne sont nés une indication et un procédé opératoire appropriés.

I

L'éradication des noyaux primitifs, la *pneumectomie* dans certains cas exceptionnels de tuberculose pulmonaire, est-elle possible? Si l'ablation du sommet du poumon est une opération abordable, est-elle justifiée par l'anatomie pathologique? La résection de la partie supérieure du poumon rentre dans le cadre des pneumectomies pour tumeurs. Bien que la lésion soit infectieuse, elle n'est pas septique au sens chirurgical du mot. Expérimentalement Gluck [1] et Schmidt [2] avaient montré la possibilité de cette résection sur des poumons sains, Biondi [3] l'avait réalisée sur des poumons rendus artificiellement tuberculeux. Cliniquement nous ne connaissons que deux opérations (Tuffier [4], Lowson [5]) pratiquées chez l'homme de propos délibéré, dans de telles conditions et suivies de guérison [6]. Du côté opératoire pas de difficultés. Mais en matière de tuberculose pulmonaire, bien des constatations anatomo-pathologiques nous manquent. La tuberculose débute-t-elle toujours par un seul des sommets? Quelle forme affectent les premiers dépôts tuberculeux? sont-ils circonscrits ou diffus? Dans quelle étendue l'aire suspecte entoure-t-elle le noyau primordial et seul appréciable, non seulement par l'auscultation et la percussion, mais encore par la palpation directe,

[1] Gluck, *Berliner klin. Woch.*, 1884, p. 645.
[2] Schmidt, *Berliner klin. Woch.*, 1881, p. 787.
[3] Biondi, *J. internaz. d. Sc. med.*, 1882, t. IV, p. 750, et 1883, t. V, p. 248 et 417.
[4] Tuffier, *Semaine médicale*, 1891, p. 202.
[5] Lowson, *Brit. M. J.*, 1893, t. I, p. 1152.
[6] Doyen, *Congrès de chirurgie*, 1895, p. 105, a pratiqué aussi avec succès la résection d'une portion d'un lobe pulmonaire au cours d'une résection costale chez un enfant de dix ans, mais a rapporté le fait sans détails.

seul élément d'appréciation pendant l'opération? Quel rôle joue l'adénopathie bronchique concomitante? Comment la bacillose se propage-t-elle, et quels sont les éléments de cette propagation? Est-ce le support osseux empêchant l'affaissement du poumon? Est-ce la mobilité de l'organe ou l'aspiration bronchique qui entretiennent ou facilitent l'extension du processus? Une réponse précise à tous ces éléments fait encore défaut. Nous savons quelle importance acquièrent les infections surajoutées, mais la virulence même des processus primitifs et le terrain sur lequel ils évoluent doivent jouer ici un rôle capital. Avant que réponse soit faite à toutes ces données et que les desiderata scientifiques soient comblés, et ils le seront certainement, la chirurgie a fait ses essais et je suis en bonne posture pour le reconnaître, puisque je me suis engagé dans cette voie. Je vous devais la citation de ces lacunes qui m'ont frappé, mais je n'oublie pas que je ne dois donner ici que l'écho de vos travaux sur cette question.

En somme la reconnaissance scientifique de nos interventions ne peut être donnée définitivement que par l'anatomie pathologique ou les résultats de nos opérations. Malheureusement les documents anatomiques établissant l'étendue et la distribution de cette lésion au début nous font encore défaut. Le résultat de nos opérations est favorable puisque nos malades n'ont pas de récidive, et l'un plus de six ans après la pneumectomie, mais leur nombre est trop restreint pour en tirer une conclusion.

L'obstacle qui pèse le plus lourdement sur ces essais chirurgicaux réside dans les difficultés du *diagnostic* de la tuberculose et de ses limites. Je n'insisterai pas sur cette question toute médicale, et les nombreuses erreurs que la *percussion* et l'*auscultation* ont laissé commettre dans la gangrène et les abcès pulmonaires ne permettent pas de douter qu'elles puissent être mises en défaut ici. Mais d'autre part, les perfectionnements quotidiens de l'exploration physique, la phonendoscopie, la radiographie permettent d'espérer à bref délai une clairvoyance plus marquée. Nous n'avons actuellement pour nous guider pendant l'opération que l'exploration digitale, le *palper du poumon*. L'expérience de chaque jour nous prouve que les noyaux tuberculeux sont facilement perçus, la consistance du poumon est vraiment si spéciale que nous reconnaissons à chaque instant pendant une autopsie des indurations de ce genre. Il est évident que cette palpation n'est qu'un élément d'appréciation grossier, et il nous faudrait savoir si elle correspond à toute l'étendue du tissu envahi. La coupe du tissu induré nous montre bien que les lésions correspondent assez exactement aux renseignements donnés par le toucher. Mais existe-t-il à ce moment autour de ce noyau une zone suspecte non appréciable? et si elle existe, quelle est l'étendue de cette lésion larvée? Il est certain que des infiltrations bacillaires peuvent s'étendre au loin; je ne connais aucune recherche positive à cet égard, et je crains bien qu'il en soit de ces lésions comme de tous ces processus envahissants que nous attaquons. Mais de ce que nous ne sommes pas renseignés sur l'infiltration éloignée, larvée et inappréciable à l'œil nu, d'une tuberculose locale quelconque ou d'un cancer, nous ne l'attaquons pas moins dans les limites reconnues convenables.

Les premières pneumectomies pour tuberculoses chez l'homme n'ont donné que des résultats opératoires bien peu encourageants, mais qui méritent discussion. Je les ai consciencieusement analysées et le fruit de cette compilation m'éloigne des résultats publiés.

La première en date serait l'observation de Block (¹) qui aurait perdu son opérée à la suite d'une résection en une seule séance des deux sommets, et le désespoir de cet échec l'aurait conduit au suicide. Nous ne possédons pas l'observation détaillée de cette malade, mais Walton qui envoya ce fait-divers, de Berlin, aux éditeurs du *Boston medical and surgical Journal*, nous dit que l'examen médico-légal montra que la malade n'était pas tuberculeuse.

(¹) Block, *in* Walton, *Boston M. and S. J.*, 1883, t. CVIII, p. 261.

Ruggi ([1]), en 1883, a opéré deux tuberculoses dans des conditions déplorables et bien faites pour charger une statistique naissante.

Sa première opérée, âgée de 30 ans et bacillaire depuis 3 ans, avait une synovite fongueuse du genou, une tuberculose intestinale et une *caverne du volume du poing* au sommet droit, le poumon gauche paraissait intact. La résection des deuxième et troisième côtes fait déchirer la cavité qui est enlevée en partie et curettée pour le reste. On laisse douze pinces dans la plaie, l'opération dure deux heures et quart et la malade succombe au neuvième jour.

Le second malade, âgé de 52 ans, est atteint d'hémoptysies répétées et d'une tuberculose datant d'un an, bien localisée au sommet droit. On fait de même la résection costale, mais il est impossible de détacher seulement le poumon de la plèvre pariétale et Ruggi est obligé d'abandonner l'opération commencée « con tanta fiducia ». Le malade mourut 30 heures après; il est vrai qu'il voulait se suicider avant l'opération et qu'il refusa toute espèce d'alimentation et de soins après l'intervention ([2]).

Si ces faits sont loin d'être encourageants, le simple résumé qui précède montre qu'ils se prêtaient peu à de telles tentatives. La tuberculose était avancée, les lésions étendues, et personne n'aurait je crois, aujourd'hui, la témérité de prétendre à une éradication dans de pareilles circonstances. La relation de ces essais m'était connue, alors que prosecteur, j'étudiais anatomiquement la possibilité d'aborder le sommet du poumon. Le but que je me suis proposé était tout autre, c'était l'ablation de la tuberculose au début, l'exérèse d'un noyau tuberculeux reconnu unique et unilatéral, sans trace d'autre localisation du mal. J'avais été frappé de la facilité avec laquelle j'avais exploré le sommet du poumon dans une opération de hernie pulmonaire dont j'ai précédemment parlé (p. 22); j'eus

[1] Ruggi, *La tecnica della pneumectomia*, Milano, 1885.
[2] Kronlein, cité comme auteur de deux pneumectomies pour tuberculose avec issue fatale, n'a jamais pratiqué d'opération de ce genre. Après de vains efforts pour retrouver le texte de ces observations qui, d'ailleurs, paraissaient peu conformes aux idées précédemment exprimées par ce chirurgien (*Berliner klin. Woch.*, 1884, p. 129), j'ai reçu de mon collègue de Zurich une lettre confirmant mon opinion à cet égard.

l'occasion de pratiquer, en avril 1891, l'opération suivante.

Il s'agissait d'un jeune homme de 22 ans atteint de tuberculose acquise limitée au sommet droit, je pratiquai une incision parallèle au deuxième espace intercostal, aboutissant à 2 centimètres du sternum, au niveau de la mammaire interne. Le grand pectoral et les intercostaux incisés et réclinés, je décolle la plèvre pariétale, le décollement est pénible en dedans, facile au contraire au dehors. Une fois ce décollement terminé, j'ai nettement senti l'induration du sommet de l'organe et j'ai pu préciser son étendue. Passant le doigt derrière le sommet du poumon, j'ai saisi l'organe avec une pince spéciale qui ménage la friabilité du tissu et je l'ai amené au dehors déchirant ainsi la plèvre pariétale et ne laissant pénétrer qu'une petite quantité d'air dans la plèvre qui faisait collerette autour du poumon. Il n'y avait pas trace d'adhérences entre les deux feuillets de la séreuse. Je passai au-dessous de ma pince un fil de soie plate qui me permit de faire une ligature en chaîne à 6 centimètres au-dessous du sommet, et à 2 centimètres au delà de la portion infiltrée. La ligature serrée, je fixai le pédicule au périoste de la face interne de la deuxième côte, puis je reconstituai les plans anatomiques de la région par des sutures. Pendant l'opération qui a duré 35 minutes, la respiration n'a pas été troublée un seul instant, les suites ont été aussi bénignes que possible, la température n'a pas dépassé 37°,5 ; à l'auscultation, le sixième jour, on constate simplement un affaiblissement du murmure vésiculaire en haut. Le malade est présenté guéri à la société de chirurgie le 13 mai 1891, et au Congrès de chirurgie en 1895. Son état local et général sont encore parfaits. Le sommet enlevé mesure 5 centimètres de hauteur, il contient une nodosité tuberculeuse de la grosseur d'une noisette, autour de ce noyau siègent des tubercules disséminés. L'examen pratiqué par le professeur Cornil ne permet aucun doute sur la nature tuberculeuse de la lésion.

En 1893, *Lowson*[1] réséqua également le sommet du poumon droit chez une malade âgée de 34 ans, dont la tuberculose remontait à 13 mois. Les signes généraux : amaigrissement, sueurs nocturnes, hémoptysies, fièvre vespérale fréquente, accompagnés de signes stéthoscopiques bien nettement localisés au sommet droit, firent décider une intervention. Une incision horizontale parallèle à la deuxième côte, sur laquelle vint se terminer en dedans une incision verticale de 2 centimètres de longueur découvrit les deuxième et troisième côtes qui furent réséquées. Production d'un pneumothorax par insufflation d'air chaud dans la cavité pleurale, mais le poumon est adhérent à la plèvre pariétale et, celle-ci ouverte, on dut décoller les adhérences. Une double ligature en chaîne est passée sur le sommet et l'on résèque un fragment pulmonaire du volume de la moitié du poing. La palpation, du reste,

[1] Lowson, *Brit. M. J.*, 1893, t. I, p. 1152.

du poumon démontra qu'il n'existait pas d'autre foyer. La respiration ne fut troublée en aucune manière pendant l'opération. Guérison opératoire, sans incident pendant les premiers jours, mais 4 semaines après l'opération, on dut inciser la cicatrice pour donner issue à un hémopyothorax circonscrit, qui retarda la guérison.

Enfin M. *Doyen* (¹) « extirpa chez un enfant d'une dizaine d'années, après « résection costale pour tuberculose une certaine étendue d'un lobe pulmo- « naire. Cet enfant est guéri depuis plus de 2 ans et ne présente aucune « autre lésion tuberculeuse. »

Ces diverses tentatives n'ont guère été approuvées par nos collègues, si j'en excepte Roswell Park (²). On leur a opposé la diffusion primitive des lésions que l'anatomie pathologique n'a pas encore prouvée, la cure médicale très fréquente et l'impossibilité du diagnostic exact. Je ne désespère pas de voir nos collègues revenir sur leur « ostracisme » et accepter la *pneumectomie* devenue bénigne *pour certaines formes bien spéciales de tuberculose pulmonaire, véritables tuberculoses locales au début.*

II

Les opérations dirigées contre les *cavernes tuberculeuses* sont d'ordre tout différent. Ici les lésions sont diffuses, irrégulières, anfractueuses ; le parenchyme est envahi dans une étendue considérable. Il ne peut être question d'enlever tout le foyer, la tentative malheureuse de Ruggi le prouve ; on ne peut songer qu'à l'évacuer, à détruire sa paroi et à provoquer sa cicatrisation. Une caverne tuberculeuse est formée d'une paroi irrégulière, indurée, siège des tubercules en voie d'activité, et d'un contenu purulent, résultat de la fonte des noyaux tuberculeux et contenant, outre le bacille de Koch, les microbes de la suppuration. Chacun des éléments constituants de cette caverne a été regardé comme l'élément actif et principal empêchant la guérison, et a été attaqué comme tel. Les uns voient

---

(¹) Doyen, *Congrès français de chirurgie*, 1895, p. 105.
(²) Roswell Park, *Annals of Surgery*, 1887, t. I, p. 385.

dans *la rétention purulente* la cause des accidents septiques et l'élément de propagation principal des lésions. Ils proposent l'incision et le drainage du foyer, la pneumotomie. Les autres regardent *la paroi de la caverne* comme l'élément dangereux, et veulent la détruire au fer rouge ou la limiter dans son extension, l'étouffer dans une zone scléreuse, difficilement franchissable, provoquée par les cautérisations chimiques ou ignées. D'autres enfin, dominés par l'idée d'*infection bacillaire*, attaquent avec ou sans incision le foyer et prétendent tuer les germes morbigènes ou neutraliser leur action par un pansement approprié. Enfin *la rigidité même des parois* de cette caverne, les adhérences de sa coque à la paroi thoracique dans une région aussi peu malléable que le dôme costal constituent pour certains l'obstacle principal à sa cicatrisation. Ne voyons-nous pas dans toute destruction du parenchyme pulmonaire la paroi du thorax s'affaisser, le diaphragme remonter, le tissu pulmonaire sain s'hypertrophier pour combler cette perte de substance ? Les cicatrices du poumon ne témoignent-elles pas, par leur forme, de cette tendance à la réplétion, à l'adaptation du contenant et du contenu thoracique, seul mode de guérison ? Dès lors si les parois d'une caverne tuberculeuse sont ainsi maintenues écartées et si leur surface interne n'a qu'une faible tendance à bourgeonner, elles ne pourront se combler, se cicatriser et guérir. La conclusion s'impose, supprimons la paroi costale, réséquons les côtes, permettons aux poumons de s'affaisser et la caverne se comblera. Bien mieux encore, immobilisons l'organe et comprimons les côtes inférieures, le parenchyme pulmonaire refoulé tendra à combler la caverne. De là est née la thoracoplastie.

Toutes ces conceptions ont donc donné naissance à des applications pratiques que nous pouvons grouper sous trois chefs : les *injections parenchymateuses*, la *pneumotomie*, la *thoracoplastie* ou résection costale.

Les *injections intra-parenchymateuses* faites avec une seringue de Pravaz ont été préconisées dès 1872 par Mosler [1] et, en 1873, W. Koch [2] en a fait une étude expérimentale à laquelle on a peu ajouté. Il démontrait que l'acupuncture simple et répétée transformait le tissu pulmonaire en tissu fibreux. Mais il fallait de nombreuses ponctions pour obtenir un noyau volumineux; au contraire avec une injection de 5 à 10 gouttes de teinture d'iode iodurée au titre variant de 1 à 5 pour 100, on obtenait un résultat beaucoup plus rapide et sans plus de dangers. En 1874, Pepper [3] publie deux mémoires sur ce même sujet et montre l'innocuité des injections iodées chez l'homme. Ces essais ne furent pas approuvés. Le professeur Lannelongue [4] a essayé les injections sclérogènes autour du foyer morbide espérant limiter ainsi le processus, les résultats sont encore trop peu nombreux pour être utilisés.

Mosler, en 1873, faisait une ponction dans la caverne avec un gros trocart et laissait à demeure la canule métallique, puis agrandissant le trajet au moyen d'une pince à pansement, il plaçait et laissait un drain à travers lequel il injectait du permanganate de potasse, de l'acide phénique ou de la teinture d'iode, le tout dans le but de désinfecter et de drainer le foyer. C'était en somme une timide et insuffisante pneumotomie. Plus tard il en vint à l'incision de la caverne telle que tous les chirurgiens la pratiquent.

La *pneumotomie* appliquée aux cavernes tuberculeuses est une opération dont la simplicité est engageante [5]. Généralement les signes cavitaires sont assez nets pour permettre de se passer d'une ponction exploratrice. Une incision plus ou moins longue de l'espace intercostal, correspondant à la limite inférieure de

[1] Mosler, *Ueber Lungen-Chirurgie*, Wiesbaden, 1883, et *Berliner klin. Woch.*, 1873, p. 43.

[2] W. Koch, *Archiv. f. klin. Chir.*, 1873, t. XV, p. 706, et *Berlin. klin. Woch.*, 1874, p. 104.

[3] Pepper, *Am. J. of Med. Scien.*, 1874, t. LXVII et LXVIII, p. 313, et *Philadelphia Med. Times*, 1874 (16 mars).

[4] Lannelongue, *Acad. de médecine*, 7 juillet 1891. — *Méthode de transformation des produits tuberculeux*. Paris, 1891 (Masson), pp. 8-22-48 et 49.

[5] Poirier et Jonnesco, *Congrès de la tuberculose*, 1891, p. 590.

CAVERNES TUBERCULEUSES

RÉSULTATS OPÉRATOIRES

Pneumotomie.	Guérisons.	15	= 50 0/0	}	26
	Morts. . .	15	—		
Ponctions	Guérison .	1	—		1
	Mort . . .	0			
Thoracoplastie sans ouverture de la caverne.	Guérisons.	2	—		3
	Mort . . .	1			
Incisions d'abcès superficiels en communication avec des cavités pulmonaires. . .	Guérisons.	4	—		5
	Mort. . .	1			
					35

la caverne, conduit avec ou sans résection d'une côte, sur un
tissu induré qui manque tout à coup sous le doigt et permet
de pénétrer dans une cavité, en général anfractueuse et
irrégulière, contenant des débris puriformes ; un tamponnement antiseptique et un drainage consécutif, voilà toute l'opération. Dans les cas favorables, l'état général s'améliore rapidement, la toux et l'expectoration diminuent et la caverne
peut même se cicatriser complètement, mais bien souvent il
persiste une fistule. En général la pneumotomie n'est que le premier temps, qu'une opération préliminaire, permettant d'attaquer les lésions à ciel ouvert par le fer rouge, les pulvérisations
iodées et phéniquées, l'iodoforme, le sublimé, l'huile d'eucalyp-
tus, « le chlorin gas », le chlorure de zinc ; Sonnenburg [1] y
ajouta les injections de la 1re tuberculine de Koch en 1891. Les
dangers opératoires ne constituent pas la vraie pierre d'achop-
pement de la pneumotomie, mais c'est la faible teneur en résultats favorables qui nous éloigne de cette pratique. Les observations méritent une analyse sérieuse, car nous voyons que

[1] SONNENBURG, 21e *Congrès de la Société allem. de chirurgie*, 1891.

dans la plupart des cas les malades opérés étaient voués à une
mort prochaine, et que l'opération n'a pas beaucoup plus
abrégé leurs jours qu'elle ne pouvait leur servir.

CAUSES DE LA MORT

Obs. 1. — Mort au   6e jour. Pneumothorax partiel.
 » 3. —   »   20e jour. Petites cavités ouvertes, grosse cavité située en arrière
                              non ouverte. Tuberculose de l'autre sommet.
 » 4. —   »   45e jour. Tuberculose miliaire aiguë généralisée.
 » 5. —   »   5e mois. Cavité ouverte sans tendance à la cicatrisation.
 » 6. —   »   qq. j. apr. Hémoptysie.
 » 8. —   »   1 m. apr. Pas de cavités ouvertes, infiltration tuberculeuse du
                              sommet.
 » 14. —   »   14e jour. Grande cavité non ouverte.
 » 16. —   »   7e jour. Tuberculose bilatérale.
 » 17. —   »   8e jour. Hémorragie (l'autopsie n'a pas été faite).
 » 18. —   »   24e jour. Cachexie (l'autopsie n'a pas été faite).
 » 22. —   »   7e sem. Pneumothorax pendant l'opération (pas d'autopsie).
 » 23. —   »   15e jour. Tuberculose bilatérale.
 » 27. —   »   24 heures. Collapsus.

Tous ceux qui admettent la pneumotomie dans les cavernes
tuberculeuses donnent comme *condition indispensable* du
succès, la localisation de l'affection, l'absence de signes de
généralisation tuberculeuse. Nous voyons au contraire qu'à
l'autopsie des opérés qui ont succombé rapidement après l'intervention on rencontra plusieurs fois (obs. 3, 8, 14) des
cavernes multiples dont une seule avait été ouverte et souvent
aussi des lésions bilatérales ou éloignées (obs. 4, 16, 23). Le
diagnostic n'est d'ailleurs pas aussi facile qu'on semble le croire
et au lieu d'une grande cavité, le chirurgien a parfois rencontré une série de petites cavernes au milieu desquelles la
pneumotomie a été insuffisante. Les adhérences pleurales
manquent ou sont insuffisantes dans les cavernes tuberculeuses comme dans les autres suppurations pulmonaires (6 cas
sur 29), et trois fois cette absence d'adhérences au niveau de
l'incision ou de la ponction créa de sérieux ennuis à l'opérateur (obs. 7, 22, 24).

Dans l'appréciation *des résultats définitifs*, il faudrait tenir

compte de la forme préopératoire, de la tendance naturelle
de la bacillose, de la durée des accidents, du traitement
employé avant l'opération. Tous ces éléments sont nécessaires
à l'établissement d'une statistique véritablement scientifique,
mais ils font bien souvent défaut dans les observations. Nous
sommes toujours insuffisamment renseignés sur les accidents,
les symptômes prédominants qui ont fait décider l'intervention.
Quoi qu'il en soit, sur les 13 survivants de la pneumotomie (¹) un
seul est resté indemne 5 ans (obs. 19) et à cette époque il était
encore en bonne santé n'ayant conservé aucun trajet fistuleux.
Un autre malade (obs. 7) après avoir rapidement cicatrisé sa
caverne incisée demeura guéri plus de 2 ans, malheureusement au cours de la troisième année, il fut emporté par une
tuberculose généralisée. Dans tous les autres cas les malades,
suivis quelques mois à peine, sont comptés : les uns comme
améliorés, sans plus de détails, les autres comme n'ayant retiré
aucun bénéfice de l'opération. Ici encore nous faisons appel
à des observations précises et bien détaillées et nous ne pouvons tirer actuellement qu'une conclusion : c'est que la chirurgie doit être circonspecte à l'égard des cavernes tuberculeuses. Il est nécessaire qu'elle choisisse ses cas, qu'elle
précise ses indications, car le drainage pur et simple d'une
cavité pulmonaire tuberculeuse n'est pas plus efficace ici que
dans toute autre collection tuberculeuse d'ordre chirurgical,
et il semble que les seuls accidents septiques peuvent bénéficier
de cette intervention. Quant à la pneumotomie suivie de cau-

(¹) Résultats éloignés de la pneumotomie dans les cavernes tuberculeuses :

Obs. 2. — 15 jours après l'opération le malade était incomplètement guéri.
  » 7. — Opéré reste guéri pendant 3 ans, mort à cette époque de tuberculose généralisée.
  » 9. — Mort 3 mois après. Amélioration passagère.
  » 10. — Persistance d'une fistule.
  » 11. — La tuberculose continue à évoluer, mort 2 ans après l'opération.
  » 12. — Quelques semaines après l'opération l'état du malade était beaucoup amélioré.
  » 13. — Amélioration notable pendant quelques mois.
  » 15. — Amélioration temporaire, rechute quelques mois après.
  » 19. — Guérison maintenue au bout de 5 ans, pas de fistule.
  » 20. — Aucune amélioration.
  » 21. — Aucune amélioration.
  » 24. — Amélioration : suivi 1 mois.
  » 25. — Amélioration : suivi 1 mois.
  » 26. — Amélioration : suivi 4 mois.

térisations, ses résultats ne paraissent pas supérieurs à ceux de la simple incision.

Ces faits si peu précis et si peu encourageants ont poussé quelques chirurgiens dans une autre voie. Lorsqu'une caverne se maintient béante, alors que ses parois semblent fibreuses, dépourvues d'éléments actifs, n'ayant plus guère de tuberculeux que l'origine, il semble vraiment que l'obstacle à la guérison réside dans le maintien de cette béance, et que si les parois pouvaient se rapprocher, le processus de cicatrisation s'effectuerait. Si vous ajoutez à cela que les faits cliniques prouvent que la compression pulmonaire amène un arrêt dans l'évolution de la tuberculose, arrêt qui peut être prolongé sinon définitif, vous comprendrez que la chirurgie se soit dirigée de ce côté. Les améliorations consécutives à un pneumothorax, à une pleurésie sèche ne peuvent être réalisées chirurgicalement, mais l'affaissement du poumon qui en est la conséquence peut être obtenue par le désossement de la cage thoracique au niveau de la caverne. Déjà, en 1885, De Cérenville (obs. 34) l'avait exécuté, Quincke dans un cas de bronchiectasie (tab. D, obs. 31), puis Bier (obs. 33), Spengler (obs. 55) y ont eu recours. La technique est très simple et consiste dans une *thoracoplastie* de dimensions égales ou supérieures à celle de la cavité. La première côte à cause de son dangereux voisinage vasculaire ne sera qu'amincie, les deuxième et troisième côtes sont réséquées, et leur périoste est détruit dans l'étendue de 2 ou 3 centimètres en un point correspondant au milieu de la résection. Les parties molles sont suturées, un pansement solide empêche toute hernie du poumon pendant les quintes de toux.

Les faits sont bien peu nombreux (3 obs.) pour permettre une appréciation définitive du procédé.

Le malade de De Cérenville tuberculeux depuis 4 ans succombe 45 jours après l'opération aux suites d'une bacillose miliaire aiguë. L'opérée de Spengler dont le sommet gauche fut ainsi traité restait guérie 7 mois après, mais le sommet droit qui était également atteint et auquel on n'avait pas touché présentait la même amélioration. Le fait le plus probant est celui de Bier (obs. 55) qui, ayant à traiter pour des hémoptysies graves, subintrantes dues à une caverne spacieuse du sommet droit un jeune homme de 26 ans tuberculeux depuis 4 ans, réséqua les deuxième et troisième côtes, depuis la coracoïde jusqu'au sternum, sans détruire le périoste et sans ouvrir la caverne. La guérison opératoire se fit en 10 jours et le résultat thérapeutique fut non moins parfait. Le thorax se déprima à ce niveau; les symptômes cavitaires ainsi que la toux et l'expectoration diminuèrent les forces et le poids du corps augmenta. Mais 10 mois après, le malade eut de nouveau une légère hémoptysie, au onzième mois on retrouvait des signes cavitaires, le thorax avait repris sa forme, car les côtes s'étaient régénérées. Une nouvelle résection étendue aux deuxième, troisième, quatrième et cinquième côtes, avec ouverture de la caverne fut suivie de mort par emphysème sous-cutané et asphyxie. L'autopsie montra 2 cavernes : l'une ancienne, fibreuse, guérie partiellement par la première opération, et une nouvelle excavation récente attestait l'efficacité de la thoracoplastie dans l'affaissement d'une caverne mais son impuissance à limiter le processus envahissant.

Cet affaissement de la caverne, cette coalescence de ses parois comme mode de guérison ont fait naître une idée au moins ingénieuse due à Stuart Tiday (¹). Puisque le but à remplir est de comprimer le sommet du poumon, ne peut-on arriver au même résultat sans désosser la cage thoracique? Sa base au voisinage du diaphragme est compressible et comme telle réductible; si nous pouvions maintenir cette partie à son maximum de rétraction, le poumon, ne pouvant fuir de ce côté, ne pourrait évoluer que vers son sommet. L'auteur pense résoudre en pratique cette difficulté de la façon suivante. Il fait faire à son malade une forte expiration et, à ce moment, il emprisonne toute la base du thorax du côté correspondant à la lésion au moyen de bandelettes de diachylum qui limitent absolument son expansion. Le poumon ainsi bridé en bas ne pourrait trouver d'espace libre que vers son sommet, d'où l'affaissement de la cavité et l'immobilité partielle du côté malade. Je crois difficilement à l'affaissement d'une cavité, dont les parois sont si épaisses et si indurées, par cette compression à distance, mais cet essai

(¹) Stuart Tiday, *Brit. M. J.*, 1896, p. 721, t. I.

inoffensif est basé sur 7 observations et méritait ici cette mention.

Tels sont les faits publiés; ils paraissent montrer que dans les cas de cavernes tuberculeuses à paroi stérile la thoracoplastie favorise la cicatrisation des foyers et met les malades à l'abri des infections secondaires avec rétention dont toute cavité pulmonaire peut être l'objet; mais je ne vois pas bien pourquoi à cette résection étendue on ne joindrait pas l'ouverture et la destruction de cette paroi elle-même.

III

À côté de ces procédés opératoires destinés à combattre le foyer primitif et originel de la bacillose du poumon, il en est d'autres qui s'adressent à des accidents secondaires : l'hémoptysie, le pneumothorax, les abcès voisins ou éloignés.

L'idée d'arrêter une *hémoptysie* très abondante par la création d'un pneumothorax qui amène le collapsus total du poumon est ancienne, je l'ai retrouvée dans Chassaignac. Cayley[1] l'a mise en pratique et son malade succomba 5 jours après d'une syncope, sans que l'opération ait paru influencer la marche des hémoptysies. Si l'hémorragie est due à la rupture d'un gros vaisseau dans une tuberculose au début et bien localisée, l'action directe par l'ablation, la thoracoplastie ou le décollement pleuropariétal à ciel ouvert serait peut-être préférable.

L'intervention dans le *pneumothorax* tuberculeux simple a été tentée dans quelques cas pour fermer la fistule pulmonaire [2]. Ces faits rentrent dans le cadre de la chirurgie pleurale, la suture pulmonaire n'a été que l'accessoire d'une opération d'Estlander pour pyopneumothorax tuberculeux. D'ailleurs les médecins sont très divisés sur la gravité, la bénignité ou même l'utilité

---

[1] Cayley, *Brit. M. J.*, 1885, t. I, p. 991.
[2] Guermonprez, *Gaz. des Hôpitaux*, 1892, p. 999. — Delorme, *Acad. de médecine*, 1893, et *Congrès de chirurgie*, 1895, p. 87. — Delagenière, *Congrès de chirurgie*, 1895, p. 110. — Gérard-Marchant, *ibid.*, p. 81. — Salomoni, *Rif. Medica*, 1892, p. 147, t. VIII.

du pneumothorax dans la tuberculose pulmonaire et je ne me crois pas permis d'aborder cette question si complexe.

Quant aux *abcès pulmonaires* circonvoisins ou éloignés en communication avec des cavités pulmonaires tuberculeuses, nous en avons rassemblé 5 observations (obs. 28 à 52); les résultats ont été favorables dans quatre cas. L'opération a consisté dans une simple incision cutanée, dans un cas au niveau de la paroi axillaire (obs. 51).

Pour la chirurgie comme pour la médecine l'attaque de la tuberculose pulmonaire est loin d'être une question jugée, nous sommes encore à une période d'essai et une formule générale ne peut être adoptée. Les formes infinies, aussi nombreuses que les tuberculeux eux-mêmes, donnent lieu à des indications thérapeutiques variables au nombre desquelles l'intervention chirurgicale trouvera sa place et ses indications. C'est à la précision du diagnostic, à l'évolution clinique et aux recherches anatomo-pathologiques, de localiser exactement l'étendue appréciable des lésions, de noter les allures du processus morbide et d'examiner le siège et la diffusion du bacille pour nous donner une base scientifique d'intervention. Actuellement *les injections caustiques* intra-parenchymateuses dirigées contre l'infection n'ont donné que de médiocres résultats et *la limitation des processus par une zone sclérogène* est encore à l'étude. *La résection* des parties envahies au début de la maladie dans des cas d'unicité des foyers a donné des succès qui ne permettent pas de condamner cette méthode. *L'incision et la cautérisation* des cavernes tuberculeuses ont été pratiquées sans un discernement suffisant. Dans le but de remédier à des accidents septiques de rétention, elles paraissent acceptables, mais dirigées contre le processus envahissant elles sont insuffisantes. *Les thoracoplasties* sont indiquées dans les cavernes anciennes, momifiées, à parois stériles, cavernes susceptibles de s'infecter secondairement. Les *hémoptysies* très abondantes paraissent justiciables d'une intervention directe.

Tableau B. Tuberculose.

N°	INDICATIONS BIBLIOGRAPHIQUES	SEXE AGE	DIAGNOSTIC	DÉBUT	SYMPTÔMES	SIÈGE	SIGNES CAVITAIRES	ADHÉRENCES PLEURALES	PONCTION	INCISION	RÉSULTAT OPÉRATOIRE	RÉSULTAT ÉLOIGNÉ	AUTOPSIE
1	Bull, *Centr. f. Chirurgie*, 1885, p. 404.	H 20 ans.	Tuberculose pulmonaire, sommet gauche, 5e période.		Toux, expectoration. Fièvre hectique.	1er et 2e espaces intercostaux gauches en avant.	Signes cavitaires.	Adhérences.	Une ponction exploratrice ramène du sang.	*Pneumotomie* (cavité vide).	*Mort* 6e jour.		Pneumothorax partiel, grande caverne superficielle à gauche.
2	Caselli, *Raccoglitore Medic.*, 1891, t. XI, 5e série, p. 235.	H 54 ans.	Broncho-pneumonie bacillaire à foyers disséminés avec caverne de sommet droit.			2e espace intercostal en avant.	Signes cavitaires.	Adhérences.		Résection de 8 centimètres de la 2e côte gauche. Ponction exploratrice, issue de liquide purulent et sanguinolent. *Pneumotomie* au thermo. Ouverture d'une caverne.	*Guérison.* (Observation communiquée 15 jours après l'opération.)		
3	De Céranville, *Revue Médicale de la Suisse Romande*, 1885, p. 463, obs. IV.	F 15 ans.	Tuberculose pulmonaire des deux sommets (avancée).	2 ans, 3 mois.	Fièvre hectique.	Sommet gauche de la clavicule à la 4e côte.	Signes cavitaires.	Adhérences.		Résection de 3 c. 1/2 de la 2e côte. Suture des 2 feuillets pleuraux malgré la certitude des adhérences. *Pneumotomie* 4 jours après. Ouverture d'une série de petites cavités.	*Mort* 20e jour.		Le foyer ouvert communiquait avec une autre caverne plus vaste, située en arrière. Lésions tuberculeuses du sommet droit.
4	De Céranville, *Revue Médicale de la Suisse Romande*, 1885, p. 463, obs. V.	F 25 ans.	Infiltration tuberculeuse du lobe supérieur gauche.	4 ans.		Sommet gauche.	Signes cavitaires.	Adhérences.		Résection de 3 cent. des 2e et 5e côtes. *Pneumotomie*. Ouverture d'une cavité située derrière la clavicule.	*Mort* 45e jour.		Tuberculose miliaire aiguë généralisée.
5	Fraenkel, in Tuve, *Thèse de Lyon*, 1885, p. 78.	H	Tuberculose pulmonaire avancée. Caverne.		Fièvre hectique.	Sommet, 2e espace intercostal.	Signes cavitaires.			*Pneumotomie*. Drainage. Pulvérisations iodées et phéniquées.	*Mort* 5 mois après. (L'opération amena une diminution de la toux et de la fièvre.)		Cavité purulente à parois granuleuses.
6	Krecke, *München med. Woch.*, 1891, p. 599.	H 57 ans.	Cavité de la base droite.			Base droite.	Signes cavitaires.			Résection costale. *Pneumotomie*. Tamponnement iodoformé.	*Mort* hémoptysie.		

N°	INDICATIONS BIBLIOGRAPHIQUES	SEXE AGE	DIAGNOSTIC	DÉBUT	SYMPTOMES	SIÉGE	SIGNES CAVITAIRES	ADHÉRENCES PLEURALES	PONCTION	INCISION	RÉSULTAT OPÉRATOIRE	RÉSULTAT ÉLOIGNÉ	AUTOPSIE
7	**Kurz**, *Wiener med. Presse*, 1891, p. 1389.	H 30 ans.	Tuberculose pulmonaire et caverne volumineuse.		Expectoration abondante, fièvre, cachexie.	Sommet gauche en avant.	Signes cavitaires.	Pas d'adhérences.		Incision dans le 2e espace intercostal, pneumothorax. *Pneumotomie* au thermo. Injection de poudre d'iodoforme.	La pneumothorax se résorbe en 6 jours. *Guérison* sans fistule. La caverne mesurait 12 c. de diamètre.	*Mort* 3 ans après. Tuberculose généralisée.	
8	**Michaux**, *Congrès de Chirurgie*, 1895, p. 94.	F 20 ans.	Tuberculose pulmonaire droite, foyers multiples.		Vomiques.	Base droite en arrière.	Signes cavitaires.			Résection de 10 cent. des 7e et 8e côtes. Ponction exploratrice. *Pneumotomie* au thermo. On trouve une série de bronches dilatées.	Mort 1 mois après.		Tuberculose du sommet droit sans cavernes. Petite caverne non ouverte à la base.
9	**Michaux**. *Congrès français de Chirurgie*, 1895, p. 94.	F 28 ans.	Caverne tuberculeuse.		Expectorations abondantes.	Base droite en arrière.	Signes cavitaires.			Incision sous l'angle de l'omoplate en H. Résection de 7 à 8 cent. des 8e et 9e côtes. *Pneumotomie* au thermo. Incision à 4 ou 5 cent. de profondeur sans ouvrir de cavité.	*Amélioration* passagère.	Mort 3 mois après.	Tuberculose disséminée dans tout le poumon droit.
10	**Neve**, *Lancet*, 1887, t. 1, p. 263.	H 30 ans.	Tuberculose pulmonaire, foyers multiples.			Sommet droit en avant.	Signes cavitaires.	Adhérences.		Résection de la 4e côte. *Pneumotomie*. Une caverne est ouverte avec le doigt. On trouve plusieurs petites cavernes. Lavage au sublimé. Drainage. Injection d'huile d'eucalyptus.	*Guérison*.	Fistule persistante.	
11	**Quincke**, *Mitteilungen aus den Grenzgeb. d. Med. und Chirurg.*, 1896, t. I, p. 240.	H 46 ans.	Infiltration tuberculeuse du poumon droit.	2 ans.	Fièvre hectique.	Sommet droit en avant.	Signes cavitaires.	Pas d'adhérences.		Incision et application de pâte de chlorure de zinc dans le 1er espace intercostal. *Pneumotomie* au thermo après ponction exploratrice. 16 jours après, résection de la 2e côte. Ouverture de plusieurs petites cavités.	*Guérison*, mais le drainage se fait mal.	Aucune amélioration. Mort 2 ans après des progrès de la tuberculose.	

N°	INDICATIONS BIBLIOGRAPHIQUES	SEXE AGE	DIAGNOSTIC	DÉBUT	SYMPTOMES	SIÈGE	SIGNES CAVITAIRES	ADHÉRENCES PLEURALES	PONCTION	INCISION	RÉSULTAT OPÉRATOIRE	RÉSULTAT ÉLOIGNÉ	AUTOPSIE
12	Roux, in Prætaz, *Rev. Méd. de la Suisse romande.* 1892, p. 567.		Cavité pulmonaire tuberculeuse siégeant en arrière sous l'omoplate et inabordable en arrière.			A droite en arrière, sous l'omoplate.	Signes cavitaires.	Pas d'adhérences.		*Pneumotomie* au thermo après suture des feuillets pleuraux. Ouverture d'une petite caverne. Drainage. L'incision fut faite sur la paroi antérieure du thorax.	*Guérison.* La grande caverne qui n'avait pas été ouverte s'ouvre dans la caverne incisée 3 semaines après.	« Le malade « fut beau-« coup amé-« lioré. »	
13	Roux, in Prætaz, *Revue Médicale de la Suisse romande,* 1892, p. 507.	F	Grande caverne tuberculeuse.			Base droite.		Adhérences.		*Pneumotomie* au thermo. Drainage.	*Guérison.*	Amélioration notable. Le drain est maintenu jusqu'à complète disparition de la caverne.	
14	Sadler, *Lancet,* 1870, t. I, p. 84.	H 38 ans.	Caverne tuberculeuse.	4 ans.	Fièvre. Cachexie.	Base gauche.	Signes cavitaires.	Adhérences.		*Incision* dans le 10e espace intercostal sans résection de côte. Ponction. Ouverture avec le doigt d'une petite cavité. Drainage.	*Mort* 14e jour.		Vaste excavation de la base gauche non ouverte, au-dessus de l'incision.
15	Salomoni, *Clinica Chirurgica Milano,* 1896, p. 65.	H 54 ans.	Tuberculose pulmonaire consécutive à une pleurésie ancienne.		Toux, expectoration abondante, fièvre hectique. Rétraction du thorax.	Base gauche.	Pas de signes cavitaires.	Adhérences pleurales.		Thoracoplastie (3e, 6e, 7e, 8e, 9e côtes réséquées). *Pneumotomie* au thermo. Incision du poumon de 1 cent. de profondeur; on ne trouve pas de cavité. Drainage.	Guérison.	Le malade est repris d'accidents pulmonaires 5 mois après.	
16	Sezary et Vincent, *Revue de Médecine,* 1887, p. 675.	H 48 ans.	Cavité pulmonaire (probablement tuberculeuse).		Pleuro-pneumonie, hémoptysie, vomique.	Base droite en arrière.	Signes cavitaires.	Adhérences pleurales.	Ponction exploratrice positive.	Incision, résection de 2 cent. de la 9e côte. *Pneumotomie*, cavité ouverte du volume d'une orange, à 1 cent. 1/2 de profondeur. Drainage.	Mort 7e jour.		Caverne isolée ouverte. Tuberculose en voie de ramollissement au sommet droit. Tubercules plus récents au sommet gauche.

Tableau B.

Tuberculose (*suite*).

N°s	INDICATIONS BIBLIOGRAPHIQUES	SEXE ÂGE	DIAGNOSTIC	DÉBUT	SYMPTÔMES	SIÈGE	SIGNES CAVITAIRES	ADHÉRENCES PLEURALES	PONCTION	INCISION	RÉSULTAT OPÉRATOIRE	RÉSULTAT ÉLOIGNÉ	AUTOPSIE
17	Shurly, *J. of Am. Med. Assoc.*, 1893, t. XXI, p. 297, obs. I.	H 48 ans.	Tuberculose des deux sommets, hépatisation à gauche, cavernes à droite.	Plusieurs années.	Fièvre, amaigrissement. Expectoration abondante.	Sommet droit.	Signes cavitaires.	Adhérences pleurales.		Incision au niveau du 2e espace intercostal. *Pneumotomie.* Ouverture d'une cavité siégeant à 2 cent. de profondeur. Hémorragie au moment de l'incision. Drainage. Injection de chlorin gas le jour suivant.	Mort 8e jour. Hémorragie.		Pas d'autopsie.
18	Shurly, *J. of Am. Med. Assoc.*, 1893, t. XXI, p. 297, obs II.	H 27 ans.	Tuberculose pulmonaire bilatérale (3e période), cavité à gauche		Fièvre hectique, cavités multiples. Une cavité volumineuse à gauche.	Sommet droit et disséminé.	Signes cavitaires.	Adhérences pleurales.		Incision du 3e espace intercostal. *Pneumotomie.* Ouverture d'une cavité de forme allongée à parois tomenteuses. Drainage. Injection de chlorin gas.	Mort 24e jour. Cachexie.		Pas d'autopsie.
19	Sonnenburg, 21e congrès de la soc. allem. de chirurgie, avril 1891; et in Quincke, *Mitteil. aus Grenzgeb.*, 1896, t. I, p. 240, obs. IV.	H 36 ans.	Tuberculose bilatérale avec prédominance à droite.	2 ans	Lésions très avancées à droite, peu intenses à gauche. Bacilles nombreux.	Sommet droit en avant.	Signes cavitaires.	Adhérences.		Incision parallèle à la clavicule. Résection d'un fragment de la 1re côte. Ponction exploratrice. *Pneumotomie* au thermo. Ouverture d'une cavité du volume d'une noisette. Tamponnement iodoformé.	Guérison. La cavité s'oblitère rapidement (2 mois). Inj. de tuberculine de Koch, après l'opération. Plus de bacilles dans les crachats.	Guérison maintenue cinq ans (1895).	
20	Sonnenburg, in Quincke, *loc. cit.*, obs. V.	H 43 ans.	Tuberculose des deux sommets avec prédominance à gauche. Peu de lésions à droite.		Amaigrissement. Fièvre.	Sommet gauche en avant.	Signes cavitaires.	Adhérences.		Incision parallèle à la clavicule. Ponction. *Pneumotomie* au thermo. Ouverture d'une cavité du volume d'une noix.	Guérison. (Injection de tuberculine de Koch après l'opération.)	Aucune amélioration.	
21	Sonnenburg, *loc. cit.*, obs. VI.	H 44 ans.	Tuberculose des deux sommets avec prédominance à gauche.	21 mois	Signes cavitaires du sommet gauche seul.	Sommet gauche en avant.	Signes cavitaires.	Adhérences.		Incision parallèle à la clavicule. Ponction. *Pneumotomie* au thermo. Ouverture d'une cavité du volume d'une noisette, à 1 cent. de profondeur.	Guérison. (Inj. de tuberculine après l'opération.)	Aucune amélioration.	

Tableau B.   Tuberculose (suite).

N°°	Indications bibliographiques	Sexe — Âge	Diagnostic	Début	Symptomes	Siège	Signes cavitaires	Adhérences pleurales	Ponction	Incision	Résultat opératoire	Résultat éloigné	Autopsie
22	Sonnenburg, *loc. cit.*, obs. VII.	H 35 ans.	Tuberculose bilatérale, prédominance à droite.	18 mois.		Sommet droit en avant.	Signes cavitaires.	Pas d'adhérences.		Résection de la 4e côte. Incision de la plèvre. *Pneumothorax* partiel. *Pneumotomie* impossible, on arrive avec peine à toucher la plèvre pulmonaire avec le thermo. Inj. de tuberculine de Koch.	Mort 7e semaine. La caverne s'ouvrit spontanément le 11e jour à la chute de l'escarre produite par le thermo.		
23	Truc, *Th. de Lyon*, 1885, p. 79.	H 38 ans.	Tuberculose pulmonaire.		Douleurs subites et atroces sous la clavicule droite.	Sommet droit en avant.		Adhérences.		*Pneumotomie*. Écoulement de pus, d'air et de débris sphacélés. Drainage.	Mort 15e jour. (Les douleurs cessèrent après l'incision.)		Tuberculose bilatérale, la caverne avait été ouverte.
24	Williams. *Brit. M. J.*, 1878, t. 1, p. 101.	H 28 ans.	Tuberculose pulmonaire. Cavernes multiples à gauche.	5 mois.	Fièvre, expectoration abondante, vomissements, crachats fétides.	Côté gauche, prédominance à la base.	Signes cavitaires.	Pas d'adhérences ou adhérences insuffisantes.	Ponction dans le 7e espace intercostal. Pneumothorax et emphysème sous-cutané. 2 pintes de pus fétide. Lavage.		Amélioration notable 1 mois après.		
25	Hahn, 20e *Congrès de la soc. allem. de chirurgie*, 1891.	F 22 ans.	Caverne du sommet gauche du volume d'une pomme.		Expectoration purulente et fétide.	Sommet, en avant.	Signes cavitaires.			Incision au niveau du bord sup. de la 2e côte. *Pneumotomie* sans résection costale.	Amélioration. Inj. de tuberculine de Koch.		
26	Denison. *J. of Ann. Med., Assoc.*, 1890, in *Cent. f. chir.*, 1890, p. 791.	H 20 ans.	Tuberculose pulmonaire.			Base.				Résection des 6e et 7e côtes. *Pneumotomie*. Injection de vaseline et de salol.	Guérison.	Amélioration 4 mois.	
27	Doyen. *Congrès de Chirurgie*, 1895, p. 105.		Tuberculose pulmonaire à la 3e période.				Signes cavitaires.			*Pneumotomie*. Résection de la 3e côte.	Mort dans la nuit qui suivit l'opération.		

Abcès superficiels communiquant avec des cavernes pulmonaires.

N°	INDICATIONS BIBLIOGRAPHIQUES	SEXE AGE	DIAGNOSTIC	DÉBUT	SYMPTOMES	SIÈGE	SIGNES CAVITAIRES	ADHÉRENCES PLEURALES	PONCTION	INCISION	RÉSULTAT OPÉRATOIRE	RÉSULTAT ÉLOIGNÉ	AUTOPSIE
28	Moffet, *Brit. M. J.*, 1896, t. I, p. 392.	H 10 ans.	Tuberculose chondro-sterno-costale et tuberculose pulmonaire.		Signes de pleurésie purulente.	Base gauche.	Pas de signes cavitaires.			Incision et résection de la 6e côte sur la ligne axillaire. Ponction, issue de pus contenant des bacilles. Lavage. Drainage.	Mort 1 mois après.		Énorme abcès froid sterno-costal communiquant avec la cavité ouverte par un étroit orifice. Poumon droit presque complètement détruit. Poumon gauche farci de tubercules.
29	Poirier, *Soc. de Chir.*, 1894, p. 630.		Abcès de la paroi costale communiquant avec des cavernes pulmonaires, chez un sujet tuberculeux.						Incision et drainage.	Guérison.		
30	Truc, *Th. de Lyon*, 1885, p. 88.	H 17 ans.	Tuberculose pulmonaire et trajet fistuleux situé à 4 travers de doigt en dehors du mamelon.	2 ans.	Fistule purulente.	Sommet droit.			Ponction et dilatation du trajet à la laminaire. Drainage [1/2 lit. de pus].		Guérison.	État satisfaisant 6 mois 1/2 après, mais la tuberculose pulmonaire n'est pas douteuse.
31	**Spencer Wells**, *Brit. M. J.*, 1884, t. I, p. 1117.	H	Caverne tuberculeuse ayant déterminé un abcès axillaire.		Abcès axillaire et matité avec signes cavitaires du sommet droit.	Sommet droit.	Signes cavitaires.			*Incision de l'abcès axillaire.* Issue de pus et de gaz, le liquide expulsé est semblable à l'expectoration du malade.	Guérison.	Guérison sans fistule. Quelques mois après il y a seulement un peu de submatité du sommet droit.
32	**Voje**, *Med. and Surg. Rep. Philadelphia*, 31 décembre, 1895.	F 28 ans.	Tuberculose pulmonaire.		Abcès superficiel siégeant au-dessous de l'omoplate.	Base, en arrière.				*Incision superficielle.* Issue de pus, de débris sphacélés et de gaz; l'iode injecté dans la plaie apparaît dans les crachats.	Guérison.	

Thoracoplastie.

N°	INDICATIONS BIBLIOGRAPHIQUES	SEXE AGE	DIAGNOSTIC	DÉBUT	SYMPTOMES	SIÈGE
33	**Bier**, in Quincke, *Mitteil. aus den Grenzgeb.*, 1896, t. 1, p. 241, obs. XII.	H 26 ans.	Cavité du sommet droit.		Hémoptysies subintrantes. Rétraction du thorax.	Sommet droit.
34	**De Cérenville.** *Revue Médicale de la Suisse romande.* 1885, p. 463, obs. III.	F 40 ans.	Tuberculose pulmonaire à la 3e période.		Fièvre hectique. Cachexie.	Base gauche.
35	**Spengler.** *Verhandl. d. Gesellsch. d. Naturforch. u. Aerzte zu Bremen,* 1890, t. 1, p. 257; in Quincke, *loc. cit.,* obs. II. p. 241.	F	Tuberculose bilatérale (les deux sommets atteints).	Plusieurs années.	Cavité du sommet gauche. Pyopneumothorax partiel.	Sommet gauche.

Tuberculose.

N°	SIGNES CAVITAIRES	ADHÉRENCES PLEURALES	PONCTION	INCISION	RÉSULTAT OPÉRATOIRE	RÉSULTAT ÉLOIGNÉ	AUTOPSIE
33	Signes cavitaires.	Adhérences.		*Thoracoplastie.* Résection des 2e et 3e côtes sans ouvrir la caverne.	Guérison. R. p. p.	Guérison maintenue un an, disparition de la caverne. Rechute et réapparition de signes cavitaires au sommet droit. 2e opération. Résection des 2e, 3e, 4e, 5e côtes et pneumotomie. Pansement, compresses. Mort 28 jours après, emphysème et accidents provoqués par la chloroformation.	Caverne du sommet droit cicatrisée, sclérose pulmonaire. La caverne ouverte lors de la 2e opération est de date récente. Sclérose du sommet gauche.
34	Signes cavitaires.			*Thoracoplastie.* Résection de la 5e côte pour obtenir l'affaissement de la caverne qui n'est pas ouverte.	Mort 14 jours après.		Pas d'autopsie.
35	Signes cavitaires.	Pas d'adhérences.		*Thoracoplastie.* Caverne non ouverte.	Guérison.	Guérison 7 mois. Disparition des signes cavitaires du sommet gauche. Le sommet droit non opéré guérit également.	

V

LÉSIONS SEPTIQUES

Si la chirurgie aseptique est pauvre en documents, très nombreux sont les faits d'intervention chirurgicale pour lésions septiques du poumon : *abcès, bronchiectasies, corps étranger, gangrène*. Mais si en général ces variétés pathologiques, d'ordre si différent, sont nettement séparées, souvent elles se succèdent, elles se combinent et se compliquent chez un même malade au point de rendre la clinique et même l'anatomie pathologique incapables de discerner quel a été le point de départ de la maladie ou quelle est sa place nosologique. Aussi serait-on tenté d'englober tous ces processus sous le nom de *suppurations pulmonaires*, comme on dit suppurations pelviennes ; on y ajouterait même les pleurésies suppurées interlobaires comme on ajoute la pelvi-péritonite aux suppurations pelviennes, et on pourrait appuyer cette manière d'envisager la question sur l'unité et l'identité de thérapeutique, sur la communauté des complications prochaines ou métastatiques. Mais cette simplification ne serait qu'apparente et les progrès réels de la question en souffriraient, puisque le pronostic opératoire et les indications nettes de l'intervention varient suivant chacune de ces variétés. D'ailleurs, ne voyons-nous pas quelle précision et quelle sécurité nous avons eues en chirurgie pelvienne, depuis que nous avons su distinguer le siège anatomique des lésions et en faire un élément important dans le choix du procédé opératoire ? J'envisagerai donc successivement chacune des principales septicémies pulmonaires et je développerai l'histoire chirurgicale de la gangrène.

Abcès du poumon. — Les *abcès du poumon* sont des suppurations intra-parenchymateuses enkystées et non gangréneuses, qui ne deviennent d'ordre chirurgical que si elles acquièrent un certain volume. Rien n'est plus confus que leur histoire prise dans les observations publiées, on a groupé toutes les suppurations pleuro-pulmonaires d'ordre indéterminé, et on a étiqueté, sous le même chef, des observations absolument disparates. Les anatomo-pathologistes et les cliniciens sont d'un même avis sur l'extrême rareté de cette affection. Le professeur Cornil n'en a jamais vu ; des cliniciens de vieille date comme le professeur Potain n'en ont jamais observé. Cette rareté ne s'accorde guère avec le nombre considérable d'interventions chirurgicales pour abcès pulmonaires que j'ai rassemblé (49 obs.). Je crois que cette divergence tient à ce que beaucoup de ces prétendus abcès ne sont que *des pleurésies interlobaires suppurées* métapneumoniques. Les observations montrent en effet que le siège des abcès correspond souvent au trajet des scissures. D'autre part, le facteur pathogénique invoqué est bien celui des pleurésies interlobaires, et, quant à leur ouverture dans les bronches, elle est aussi fréquente dans ces pleurésies que dans les abcès proprement dits. Malheureusement, cette explication n'est pas actuellement susceptible d'une démonstration directe, puisque la collection est enkystée dans les deux cas et je suis obligé de n'être ici que l'interprète des faits publiés, en admettant comme telles les observations données sous ce titre : abcès du poumon.

Le plus souvent consécutif à une pneumonie, peut-être à une lymphangite pulmonaire sous-pleurale ou péri-bronchique ([1]), souvent à une embolie septique, l'abcès pulmonaire est une

---

([1]) Bushnell, *Am. J. of med. Sc.*, 1896, t. CXII, p. 294.

collection purulente née et primitivement enkystée dans le parenchyme. Les observations d'intervention opératoire permettent de reconnaître à ces suppurations plusieurs causes dont la notion importera plus tard au pronostic. La pneumonie fibrineuse compte pour près de la moitié des cas (23 sur 49); les embolies septiques dans le cours d'une infection aiguë pour 6 faits sur 49; les corps étrangers des bronches pour 5 cas ; enfin je relève trois observations dans lesquelles des suppurations voisines (abcès du foie, pyélo-néphrite) ont déterminé avec ou sans effraction des abcès du poumon.

Rien n'est plus variable que la symptomatologie de ces collections purulentes. La lecture des observations aussi bien que la description didactique des auteurs donne la même impression de vague, d'incertain, d'obscur. On sent que *la limite est mal établie entre une pleurésie enkystée et une collection parenchymateuse.* Sur ce terrain mal éclairé, nous n'avons pour guide, lorsque l'abcès n'est pas ouvert, que les signes constants de la suppuration en général et, quand la vomique a eu lieu, les caractères de l'expectoration. Et encore ces signes sont-ils impuissants à nous dire si la collection siège dans la plèvre interlobaire ou dans le poumon ! Aussi ne vous étonnerez-vous pas que ceux d'entre nous qui ont eu le courage de formuler un diagnostic ferme ont été trompés bien des fois. On pourrait s'en consoler en disant que la thérapeutique est la même, mais c'est là une marque de découragement que j'aurais mauvaise grâce à approuver. Les signes physiques ne peuvent nous renseigner qu'incomplètement sur ce diagnostic. Mais *l'indication opératoire* constante a été la fièvre et la présence des signes cavitaires en un point fixe du thorax. La ponction exploratrice a donné lieu à des erreurs du même genre.

Ponctions exploratrices. { Ponctions positives . 16 }
{   —   négatives. 5 } 28
{   —   multiples. 7 }

Là encore le *siège* de la lésion est donc souvent difficile à
établir et je relève deux cas (obs. 24 et 53) où l'opération a
montré que la collection siégeait plus haut qu'on ne l'avait
localisée. Le siège de ces abcès est généralement le lobe inférieur
du poumon (80 %).

Le *traitement opératoire* de ces collections comprend la ponction ou la pneumotomie. Il est entendu que je laisse de côté
les opérations de pleurésies purulentes dans lesquelles on a
ouvert un abcès cortical du poumon ou même simplement
élargi son ouverture. Ce sont là des faits de chirurgie pleurale
particulièrement favorables, puisque deux tiers des malades
ont guéri rapidement.

La *ponction* ne peut être qu'un palliatif, elle est incertaine
dans ses résultats et je ne puis souscrire à l'opinion de
Bushnell ([1]) qui, voyant dans la vomique la terminaison naturelle de la maladie, veut que la collection subisse une série
de ces évacuations aspiratrices jusqu'à ce qu'elle s'ouvre dans
les bronches. Si l'état général du sujet était parfait, une ponction exploratrice, ponction d'attente, serait excusable, mais il
faut bien savoir qu'elle n'est pas exempte de danger et que,
dans un cas de Lassen (obs. 21), elle occasionna une pleurésie
purulente.

L'*incision pulmonaire* précoce est la méthode de choix. Cette
pneumotomie est simple, je ne reviendrai donc sur aucun
de ses temps. L'incision courbe à convexité inférieure mérite
la préférence. Quant à la résection costale, elle est d'étendue
variable, suivant la profondeur et l'étendue présumées du
foyer. Dix-neuf fois une seule côte réséquée a donné un champ
opératoire suffisant et des résections costales multiples n'ont
été nécessaires que dans 9 cas. Je ne crois pas qu'il soit besoin
d'ouvrir d'emblée largement le thorax et la plèvre et d'y mettre
la main pour aller chercher une lésion facile à trouver. Les
adhérences pleurales existaient dans la majorité des cas, mais

([1]) Bushnell, *Am. J. of med. Sc.*, 1896, t, CXII, p. 294.

elles étaient incomplètes quatre fois (obs. 5, 7, 15, 53) et 9 fois
faisaient totalement défaut (obs. 13, 21, 27, 28, 29, 34, 47,
48, 49). La suture des plèvres fut pratiquée dans 5 cas (obs. 5,
13, 49). Chez 4 autres opérés il se produisit au moment de
l'opération un pneumothorax qui dans les observations 7 et 55
fut partiel et n'occasionna pas d'accidents graves, mais qui
dans l'obs. 47 rendit l'opération plus laborieuse et hâta le
dénouement fatal chez un malade affaibli; il empêcha l'ouverture de la collection purulente dans le cas qui m'est personnel (obs. 48). Cinq opérations ont été pratiquées en deux
temps, trois par le procédé de Quincke; applications réitérées
de pâte de chlorure de zinc (obs. 27, 28, 29). Dans un autre
cas, on chercha à produire les adhérences par des injections de
teinture d'iode (obs. 15), et Neuber (obs. 34) pour produire les
adhérences pleurales fit le tamponnement de l'incision thoracique arrêtée à la plèvre pariétale et attendit cinq jours pour
pratiquer la pneumotomie.

Les *résultats opératoires* ont été les suivants :

			Guérisons	4
Ponctions. . .	6	{	Morts	2
Incisions. . .	43	{	Guérisons	53
			Morts	10

L'analyse des *causes des* 10 *insuccès* permet seule de tirer de
ces chiffres un enseignement sur la gravité de l'opération.
Dans 7 cas l'*abcès ne fut pas ouvert*, 3 de ces malades suc-
combèrent peu après l'opération (obs. 6, 16, 59), et des 4 derniers 1 seul guérit néanmoins; mais chez ce malade une côte
avait été réséquée et le retrait de la paroi thoracique suffit à
amener la cicatrisation de la cavité pulmonaire déjà ouverte
dans les bronches; il s'agissait d'un abcès aigu datant de
quelques semaines, et cette guérison n'a pas lieu de nous
étonner (obs. 27). Dans les observations 4 et 40, il *persista
des signes cavitaires* et le malade de l'obs. 48 succomba ultérieurement à une *pleurésie purulente*.

Je laisse de côté une incision pratiquée *in extremis* chez une femme atteinte d'infection puerpérale qui laissa la malade succomber dix heures après (obs. 47), et je trouve une mort par pyothorax, par défaut d'adhérences pleurales (obs. 24), une par lésions bilatérales (obs. 13), deux par complications viscérales, abcès du foie (obs. 36) et méningite (obs. 25); enfin 3 malades ont succombé à la septicémie chronique (obs. 22, 30, 49). Les dangers opératoires résident donc dans l'insuffisance du diagnostic précis et l'absence des adhérences pleurales. Le pronostic opératoire varie également suivant l'étiologie des abcès et la date de l'intervention. Les abcès métastatiques sont d'un pronostic beaucoup plus sévère que les abcès *primitifs*. Les premiers donnent une mortalité d'un tiers, les seconds d'un quart seulement. De même les abcès *aigus* opérés de bonne heure ont donné des résultats bien supérieurs à ceux qui ont été ouverts tardivement.

		NOMBRE D'OPÉRATIONS	GUÉRIS	MORTS
Abcès primitifs	Aigus. . . .	18	14	4
	Chroniques .	5	3	2
Abcès par perforation.	Aigus. . . .	1	1	
	Chroniques .	2	2	
Abcès métastatiques. . | Aigus. . . .		6	4	2
Abcès consécutifs à une plaie de poitrine. . .	Chroniques .	2	1	1
Étiologie non indiquée. | Chroniques .		2	1	1

Les *suites opératoires* n'ont guère été troublées chez ces opérés. Une seule fois, à la suite d'adhérences insuffisantes, une pleurésie purulente nécessita une pleurotomie (obs. 15). La nécessité de recourir à une nouvelle ouverture de la poche (obs. 44) nous montre également l'importance d'un drainage large et prolongé. *Les résultats définitifs* sont fort intéressants à envisager, suivant l'étiologie et surtout suivant la durée pré-opératoire de l'affection. La grande majorité des guérisons rapides se rapporte à des abcès aigus d'origine pneumonique dans lesquels la ponction même a donné de bons résultats (obs. 18, 19). Toutes les fois que la guérison s'est fait attendre, au contraire, nous voyons que les opérés présentaient depuis plusieurs années (obs. 9, 23) des accidents de suppuration intra-pulmonaire, ou qu'il s'agissait d'abcès pyémiques (obs. 16) ou consécutifs à des lésions de voisinage (obs. 44). Enfin dans les quatre cas où une fistule persistante suivit la pneumotomie, la chronicité de l'affection ne saurait être mise en doute (obs. 1, 20, 29, 34). Il existe alors, autour de la lésion intra-parenchymateuse, une coque fibreuse, une zone de sclérose qui met obstacle à la cicatrisation de la cavité pulmonaire. La présence de cette fistule ne paraît pas avoir eu d'influence funeste sur l'état général des malades qui ont été suivis plusieurs années et qui avaient pu reprendre la vie commune. Une large thoracoplastie permettant l'accolement des parois de la caverne serait indiquée dans des cas de ce genre, malgré l'insuccès d'Andrews (obs. 1).

RÉSULTATS ÉLOIGNÉS

Nᵒˢ	ÉTIOLOGIE	DÉBUT	OPÉRÉ SUIVI PENDANT
3	Abcès métastatique	1 mois.	10 mois. Guérison complète.
10	Pneumonie.	Quelq. semain.	1 an. Guérison complète.
44	Abcès consécutif à abcès du foie	1 an.	2 ans. Guérison complète.
43	Pleuro-pneumonie.	1 mois.	3 ans. Rétraction légère du thorax.
1	Pneumonie.	1 an.	4 ans 1/2.
29	Pneumonie.	?	Plus. années. Fistule persistante.
2	?	Plusieurs mois.	14 ans.
11	?	4 mois.	Plusieurs mois. Rétraction légère du thorax.
34	Pneumonie.	8 mois.	Plusieurs mois. Fistule persistante.

Ces faits portent avec eux leur enseignement. Les dangers opératoires sont ici réduits à un minimum et rendent justiciables de l'intervention tous les abcès pulmonaires qui menacent l'état général. Les résultats éloignés dépendent avant tout de l'absence de coque fibreuse autour de l'abcès, et la formation de cette coque dépend elle-même de la précocité de notre intervention. Loin de voir dans le passage d'un abcès aigu à l'état chronique un mode de guérison, il faut y voir une aggravation du pronostic et un élément d'insuccès. Si vous comparez les résultats précédents à ceux que vont nous donner les opérations dans les bronchiectasies, vous pourrez apprécier plus nettement encore la nécessité d'une intervention hâtive dans ces abcès aigus du poumon.

Nos	INDICATIONS BIBLIOGRAPHIQUES	SEXE AGE	DIAGNOSTIC	DÉBUT	ÉTIOLOGIE	SIÈGE	SIGNES CAVITAIRES	ADHÉRENCES PLEURALES	PONCTION	INCISION	RÉSULTAT OPÉRATOIRE	RÉSULTAT ÉLOIGNÉ	AUTOPSIE
1	Andrews, *Chicago med. Rev.*, 1892, t.III, p.537; in Morillon, th. Paris, 1897, p.77.	H	Abcès du poumon (pas de bacilles).	plus. années.	Pneumonie à rechutes.	Lobe moyen?	Signes cavitaires.	Adhérences.	1re ponction négative, 2e ponction sous le chloroforme pénètre dans une cavité énorme à 8 ou 10 cent. de profondeur.	Incision sur le trocart dans le 6e espace intercostal. *Pneumotomie.* Amélioration. 4 mois après, à cause d'accidents de rétention, on fait une thoracoplastie (résection des 3e, 4e, 5e 6e côtes sur la ligne axillaire), ouverture large d'une grande cavité tapissée de débris calcaires.	Guérison.	Guérison avec fistule. Mort 4 ans 1/2 après. Broncho-pneumonie aiguë.	
2	Andrews, in Morillon, Th. Paris, 1897, p. 71.	H 17 ans.	Abcès du poumon.	plus. mois.		Base gauche.	Pas de signes cavitaires.	Adhérences.	Ponction aspiratrice, 500 g. de pus.	Pneumotomie (élargissement de l'orifice de la ponction).	Guérison rapide.	Revu guéri 16 ans après.	
3	Andrews, in Morillon, th. Paris, 1897, p. 72.	F 35 ans.	Abcès du poumon.	plus. mois.	Angiocholécystite (cholécysto-entérostomie, par Murphy).	Base droite en arrière.	Pas de signes cavitaires.	Adhérences.	Ponction négative (poumon et foie).	Résection de 2 pouces de la 7e côte en arrière. Ponction aspiratrice négative. Trocart enfoncé dans toutes les directions, finit par pénétrer dans une cavité purulente en dedans, près de la colonne vertébrale. *Pneumotomie* au thermo, 150 c.c. de pus. Drainage.	Guérison rapide.	Guéri (10 mois).	
4	Andrews, in Morillon, th. Paris, 1897, p. 74.	F	Abcès pulmonaire probable. Expectoration peu abondante.			Base droite, en arrière de la ligne axillaire.	Pas de signes cavitaires.		Ponction au-dessus de la pointe de l'omoplate, 10 c. c. d'exsudat. Plusieurs autres ponctions négatives.			État stationnaire. Plusieurs autres ponctions furent faites dans la suite par un autre chirurgien sans résultat.	
5	Andrews, in Morillon, th. Paris, 1897, p. 75.	H 38 ans.	Grande cavité du poumon gauche. Expectoration de pus et de sang.			Sommet gauche en arrière et ligne axillaire.		Adhérences partielles.		Résection de 10 centimètres de 2 côtes sur la ligne axillaire. Incision. Pneumothorax partiel, adhérences incomplètes. Suture du poumon à la plèvre pariétale sans ouverture de l'abcès. Ponction 8 jours après (aspiratrice). Cavité située à 5 centimètres de prof.	Hémorragie et hémoptysie violentes pendant la ponction. *Mort* pendant l'opération.		

N°°	INDICATIONS BIBLIOGRAPHIQUES	SEXE AGE	DIAGNOSTIC	DÉBUT	ÉTIOLOGIE	SIÈGE
6	Berger, *Soc. de chirurgie*, 1895, p. 716.		Abcès du poumon.			
7	Bushnell, *Am. J. of med. sc.*, 1896, t. CXII, p. 204.	H 36 ans.	Abcès du poumon (peut-être pleurésie interlobaire).	qq. s.	Pneumonie aiguë.	Base.
8	Churton et Littlewood, *British med. Journ.*, 1894, t. I, p. 60.	12 ans.	Deux petits abcès pulmonaires.			
9	Delpratt, *British med. Journ.*, 1880, t. I, p. 470.	H 33 ans.	Abcès du poumon.		Pyélonéphrite calculeuse ancienne, pleuro-pneumonie.	Base gauche.
10	Fairchild, *Chicago clin. Rev.*, t. IX, n° 95; in *Wiener klin. Woch.*, 1893, p. 633.	H 55 ans.	Abcès du poumon.	qq. s.	Pneumonie.	Base.
11	Fink, *Indiana med. Gaz.*, Calcutta, 1891, in Morillon, thèse Paris, 1897, p. 5 des tableaux.	H 35 ans.	Abcès du poumon ouvert et fistuleux (la fistule se dirige de bas en haut, et d'arrière en avant vers l'aisselle).	4 mois.	?	Base droite en arrière.
12	Finne, *Norsk mag. for Læger*, 1882, n° 22, in Rosenberg, obs. 4.	F 4 ans.	Abcès.	7 sem.	Pneumonie aiguë du lobe supérieur gauche.	Sommet gauche en avant.

SIGNES CAVITAIRES	ADHÉRENCES PLEURALES	PONCTION	INCISION	RÉSULTAT OPÉRATOIRE	RÉSULTAT ÉLOIGNÉ	AUTOPSIE
			Résection costale. *Pneumotomie* au thermo. Incision de 4 centimètres de profondeur, on ne trouve pas l'abcès mais l'hémorragie oblige à tamponner et à suspendre l'opération.	Mort quelques jours après.		L'incision pulmonaire se trouvait juste entre deux cavités purulentes.
	Adhérences partielles.	3 ponctions positives dans le 6e espace intercostal.	*Incision dans le 6e espace intercostal*, pas d'adhérences à ce niveau. Pneumothorax partiel sans gravité. *Ponction du poumon à* travers l'incision thoracique, le pus est immédiatement sous la plèvre viscérale.	Disparition rapide du pneumothorax, 6 ponctions positives, puis 3 ponctions un peu plus tard. L'abcès finit par s'ouvrir dans les bronches. *Guérison en 7 mois.*	Guéri complètement, le malade, qui était sergent put ranger quelques mois après.	
			Résection de 2 côtes. *Pneumotomie.*	Guérison.		
	Adhérences.		*Pneumotomie* sans résection costale. Drainage.	Guérison. Drain supprimé au bout de 3 mois.	Guéri (6 mois).	
Pas de signes cavitaires.	Adhérences.	Ponctions répétées négatives. Enfin ponction positive dans le 5e espace intercostal.	Incision dans le 5e espace intercostal sur le trocart; résection de 2 pouces de la 5e côte. *Pneumotomie.* Abcès contenant 11 onces de pus. Drainage. Lavages (pas d'accès de toux).	Guérison sans incident.	Guéri (1 an).	
	Adhérences.		Résection de la 11e côte en arrière (hémorragie de l'intercostal). 3 onces de pus fétide. Lavage au sublimé (pas de toux).	Guérison.	Guérison avec rétraction du thorax.	
			Incision dans le 2e ou 3e espace intercostal. *Pneumotomie.* Pas mélangé d'air. Drainage.	Guérison lente.		

N°	INDICATIONS BIBLIOGRAPHIQUES	SEXE ÂGE	DIAGNOSTIC	DÉBUT	ÉTIOLOGIE	SIÈGE	SIGNES CAVITAIRES	ADHÉRENCES PLEURALES	PONCTION	INCISION	RÉSULTAT OPÉRATOIRE	RÉSULTAT ÉLOIGNÉ	AUTOPSIE
13	Godlee, *Brit. M. J.*, 1888, t. II, p. 880.		Abcès.					Pas d'adhérences.		Suture des 2 plèvres. *Pneumotomie.*	Mort, 3 jours après.		Abcès de l'autre poumon.
14	Greene. *Lancet*, 1891, t. I, p. 193.	II 6 ans.	Abcès aigu.	8 jours.	Pneumonie datant de 5 semaines.	Base gauche.		Adhérences.	Ponction dans le 5e espace intercostal sur la ligne axillaire (positive).	*Pneumotomie* sur le trocart. Drainage.	Guérison en 12 jours.		
15	Herbert Hawkins, *Lancet*, 1890, t. II, p. 1330.	14 ans.	Abcès (expectoration fétide, petite vomique).	5 sem.	Pneumonie.	Région axillaire gauche.	Signes cavitaires.	Adhérences. (Il y eut cependant une pleurésie purulente consécutive.)	Ponction positive. Pus à 5 ou 6 centimètres.	Incision sans résection costale. Adhérences. *Pneumotomie.* Drainage.	Guérison, mais, 2 j. apr., pleurésie purulente nécessite empyème.	Guérison 3 mois.	
16	Hoffmann, *Deutsche med. Woch.*, 1890, p. 1156.	II 24 ans.	Abcès métastatique fétide.	pl. sem.	Otite moyenne et pyémie.	Base droite en arrière.	Pas de signes cavitaires.	Adhérences.	Ponction exploratrice, positive.	Résection costale. *Pneumotomie.* Drainage.	Guérison en 7 mois.		
17	Huber, *Med. News*, 1891, t. LIX, p. 455.	II 4 ans.	Abcès aigu.	6 sem.	Pneumonie.	Sommet gauche en avant.	Pas de signes cavitaires.	Adhérences.		Incision du 3e espace intercostal sans résection costale. *Ponction positive. Dilatation du trajet.* Drainage.	Guérison en 8 mois.		
18	Huber, *Archiv. of Pædiatrie*, 1893, t. X, p. 1006.	13m. 1/2	Abcès aigu.		Pneumonie lobaire aiguë.	Base gauche.	Pas de signes cavitaires.	Adhérences.	2 ponctions dans le 5e espace intercostal (positives).	Incision sur le trocart jusqu'à la plèvre. *Pneumotomie* avec sonde cannelée, dilatation avec le pouce et le dilatateur de Trousseau. Une once 1/2 de pus. Drainage. Abcès communiquant avec une bronche.	Guérison rapide.	Revu plus tard guéri.	
19	Jong (de), *Reder Tijds.* I, n° 13, 1890, in Gussenn, *Mitt. aus Grenzgeb.*, 1895, tab. I, obs. 1, p. 6 et 7.	II 33 ans.	Abcès aigu (pas de vomique).	qq. j.	Pneumonie datant de 15 jours.	Base gauche.	Signes cavitaires.	Adhérences pleurales.	Ponction exploratrice positive. Ponction aspiratrice. Lavages. Inj. iodoforme. 2e ponction 14 jours après. Abcès à 5 cent. de profondeur. Pus et débris de poumon.		Guérison en 5 sem.		

N°	INDICATIONS BIBLIOGRAPHIQUES	SEXE AGE	DIAGNOSTIC	DÉBUT	ÉTIOLOGIE	SIÈGE	SIGNES CAVITAIRES	ADHÉRENCES PLEURALES	PONCTION	INCISION	RÉSULTAT OPÉRATOIRE	RÉSULTAT ÉLOIGNÉ	AUTOPSIE
20	Kasanli, in Fabricant, *Chir. Viestnik*, 1894, p. 763, obs. 29.	H 36 ans.	Abcès du poumon.	18 m.	Plaie de poitrine par balle de revolver 18 mois auparavant.	Base gauche.		Adhérences.		Au moment de l'accident, incision de la 2e et de la 3e côte, fistule persistante. — Accidents de rétention et septicémie nécessitent 18 mois après une *Pneumotomie*, 8e côte réséquée. Ouverture d'un abcès.	Guérison; avait encore une fistule 46 j. après.		
21	Lassen, *Inaug. Dissert.*, Kiel. 1886, et *Berlin. klin. Woch.* 1887, p. 158. Obs. de Quincke.	F	Abcès pulmonaire ancien ou bronchiectasie.	12 ans.	Affection pulmonaire de nature indéterminée.	Base gauche, ligne axillaire.	Signes cavitaires.	Pas d'adhérences.	Ponction exploratrice ligne axillaire, négative. 5 injections de 1/4 à 1/2 seringue de teinture d'iode. 2e ponction au même point, quelques gouttes de pus. Ponction au gros trocart, air et pus fétides. Tige de laminaire.		Mort 3 sem. après (pleurésie purulente).		Pas d'autopsie.
22	Lediard, *Lancet*, 1890, t. 1, p. 904.	H 52 ans.	Abcès pulmonaire.	2 m. 1/2.	Affection pulmonaire indéterminée.	Base gauche, ligne axillaire.	Signes cavitaires.	Adhérences.	Ponction exploratrice dans le 5e espace intercostal (positive).	Incision au niveau de la ponction, résection de la 6e côte. Flot de pus. *Dilatation du trajet. Cavité tapissée* de masses calcaires. Drainage. Lavages boriqués provoquent accès de toux.	Mort 5 jours après (a eu une légère hémoptysie).		Cavité du volume d'un œuf d'oie sans communication avec les bronches. Tubercules récents dans les deux poumons.
23	Matignon, *Archives gén. de médecine*, 1894, t. I. p. 102.	H 22 ans.	Abcès chronique (hémoptysie, vomique).	1 an 1/2.	Pneumonie aiguë *a frigore*.	Sommet droit en avant.	Signes cavitaires.	Adhérences anciennes et résistantes.	2 ponctions exploratrices négatives longtemps avant l'opération.	Résection de 4 centimètres de la 2e côte. Ponction exploratrice positive. *Incision au thermo de 5 centimètres de parenchyme pulmonaire.* Cavité ouverte. Accident de rétention 4 jours après. 2e pneumotomie après ponctions négatives au fond de la première cavité.	Guérison après une rechute, qui nécessite une 5e pneumotomie; et plusieurs hémoptysies et vomiques (cicatrisation en 3 mois).	Revu 6 m. après bien guéri.	

N°s	INDICATIONS BIBLIOGRAPHIQUES	SEXE AGE	DIAGNOSTIC	DÉBUT	ÉTIOLOGIE	SIÈGE	SIGNES CAVITAIRES	ADHÉRENCES PLEURALES	PONCTION	INCISION	RÉSULTAT OPÉRATOIRE	RÉSULTAT ÉLOIGNÉ	AUTOPSIE
24	Monod, *Soc. de chirurgie*, 1895, p. 733.	II 55 ans.	Abcès du poumon.			Base.	Signes cavitaires.	Adhérences.		Résections des 7e et 8e côtes. *Pneumotomie.* Cavité située plus haut qu'on ne le pensait, ouverte au thermo après deux ponctions exploratrices; elle avait le volume d'une noix.	Guérison.		
25	Mosetig Moorhof, *Wiener med. Presse*, 1889, p. 1.	II 22 ans.	Abcès consécutif à un traumatisme, fistule.	3 ans.	Blessure par arme à feu.	Base gauche.		Adhérences.		Trois mois avant l'opération, Winiwarter avait réséqué les 4e et 5e côtes, croyant à un empyème. La *pneumotomie* permit à Mosetig Moorhof d'extraire trois fragments de côte logés dans le parenchyme.	7 jours après la plaie pulmonaire est en voie de guérison. Mais apparaissent des accidents d'épilepsie jacksonienne auxquels le malade succombe 5 semaines apr. l'opération.		Pas d'autopsie.
26	Payne, *Lancet*, 1882, t. I, p. 601.	II 23 ans.	Abcès pris pour pleurésie purulente.		Affection inflammatoire aiguë des poumons (pleurésie?)	Base.		Adhérences.	Ponction ligne axillaire, positive.	Pleurotomie (hémorragie veineuse). Drainage.	Amélioration passagère, mort 7 j. après.		Pas de pleurésie. Abcès du poumon. (Texte peu précis.)
27	Quincke, *Mitteil. aus Grenzgeb. der Med. und Chirurg.*, 1805, Bd I, p. 1, *loc. cit.*, p. 6-7, tab. Ia, obs. 7.	II 23 ans.	Abcès aigu 3 semaines après le début, vomique et hémoptysie; plus tard, expectoration sanguinolente.	9 sem.	Pneumonie aiguë 12 semaines auparavant.	Base gauche en arrière.	Pas de signes cavitaires au début.	Pas d'adhérences.		Application de pâte de chlorure de zinc dans le 9e I. C. — 18 jours après, résection de la 9e côte. Ponction exploratrice; on ne trouve pas de cavité	Guérison complète, 6 semaines. Retrait rapide de la paroi.		
28	Quincke, *loc. cit.*, p. 6-7, tab. Ia, obs. 5.	II 32 ans.	Abcès aigu.	4 sem.	Pneumonie atypique 10 semaines auparavant.	Base droite en arrière.	Signes cavitaires.	Pas d'adhérences.		Pâte de chlorure de zinc dans le 8e I. C. Résection de 5 centimètres des 8e et 9e côtes. Nouvelle application de pâte de chlorure de zinc 19 jours après. Ponction exploratrice. Ouverture de l'abcès au thermo, 600 c.c. de pus (le traitement a duré 5 sem.).	Guérison complète en 4 mois.		

N°.	Indications bibliographiques	Sexe / Âge	Diagnostic	Début	Étiologie	Siège	Signes cavitaires	Adhérences pleurales	Ponction	Incision	Résultat opératoire	Résultat éloigné	Autopsie
29	Quincke, *loc. cit.*, p. 20-21, t. IIa, obs. 2, et *Berlin. klin. Woch.*, 1887, p. 357, et in Lassar, *loc. cit.*	H 26 ans.	Abcès chronique.		Pneumonie 2 ans auparavant.	Base gauche en arrière.	Pas de signes cavitaires.	Pas d'adhérences.		Pâte de chlorure de zinc dans le 9e I.C., à plusieurs reprises. Résection de 4 centimètres de la 9e côte. Ponction. Incision au thermo (le traitement a duré 3 mois).	Le pus s'écoule par le trajet, 3 semain. après la résection costale. Guérison avec fistule.	Revu 12 ans après avec une fistule qui sécrète peu.	
30	Ramsay, obs. 3. *Annals of Surgery*, 1890, t. XI, p. 54.	F 17 ans.	Abcès.	1 mois.	Rougeole et pneumonie 1 mois auparavant.	A gauche.	Signes cavitaires			Résection des 3e, 4e et 5e côtes. Ouverture de la cavité au thermo. Tamponnement.	Mort. Septicémie. 2 mois.		Pas d'autopsie. (Ramsay dit qu'il y avait des abcès multiples.)
31	Ramsay, obs. 4. *Annals of Surgery*, 1890, t. XI, p. 54.		Abcès.	qq. m.	Dothiénenterie.	Lobe inférieur droit.				Résection des 3e, 4e et 5e côtes sous la ligne médiane?? *Pneumotomie* au thermo, issue d'une petite quantité de pus. Tamponnem. du dos.	Guérison parfaite.	Guérison (a pu reprendre son travail).	
32	Ricard, in Rochard, *Gaz. des hôp.*, 1892, mars, et *Soc. chirurg.*, 1895, p. 689.	H 36 ans.	Pleurésie interlobaire suppurée de la scissure horizontale du poumon gauche ou abcès du poumon.	plus. mois.	Pleuro-pneumonie traumatique 3 mois auparavant.	Région axillaire droite (4e côte).	Pas de signes cavitaires.	Adhérences.	Une dizaine de ponctions négatives. 1 ponction négative (Letulle). 1 ponction positive (Letulle).	Résection de la 4e côte sur la ligne axillaire, 7 et 8e côtes au niveau de la dernière ponction. Ponction exploratrice. Débridement au thermo. Cavité anfractueuse à 2 1/2 centimètres de profondeur. Tamponnement.	Amélioration rapide. Guérison sans fistule (54 jours).		
33	Ricard, *Soc. chirurgie*, 1895, p. 689.		Abcès pyémique pris pour pleurésie interlobaire.			Base en arrière.	Pas de signes cavitaires.	Adhérences partielles.		Résect. de 10 centim. de la 8e côte. Incision. Pneumothorax partiel, l'abcès situé plus haut et dans le poumon est incisé et drainé.	Guérison.		
34	Neuber, *Mittheil. d. Vereins Schleswig - Holstein Aerzte*, 1894, p. 55, in Quincke, *loc. cit.*, tab. IIa, p. 20-21.	H 45 ans.	Abcès chronique.	8 mois.	Concrétion calcaire des bronches.	Base droite en arrière.	Signes cavitaires.	Pas d'adhérences.		Résection des 8e, 9e et 10e côtes (18 centimètres). *Pneumotomie* 6 jours après, 500 grammes de pus et concrétions calcaires.	Guéri avec fistule (5 sem.).	Fistule persistante. Malade encore vivant 4 ans 1/3 après. Bon état général. Mais il persiste une fistule et une cavité de la grosseur du poing, sécrétant un liquide muqueux et dans laquelle s'ouvrent des bronches.	

N°°	INDICATIONS BIBLIOGRAPHIQUES	SEXE AGE	DIAGNOSTIC	DÉBUT	ÉTIOLOGIE	SIÈGE	SIGNES CAVITAIRES	ADHÉRENCES PLEURALES	PONCTION	INCISION	RÉSULTAT OPÉRATOIRE	RÉSULTAT ÉLOIGNÉ	AUTOPSIE
35	Rochester, *Med. News*, 1894, in Morillon, th. Paris, 1897, p. 96.	H 15 ans.	Abcès pyémique.	qq. j.	Appendicite opérée 27 jours auparavant.	Base gauche en arrière.	Signes cavitaires.			Résection de 6 centimètres de la 6e côte sur la ligne axillaire postérieure. Pneumotomie, 8 c.c. de pus sanguinolent. Drainage. « Ouverture évidente du poumon. »	*Amélioration.* Plaie en voie de cicatrisation, plus de signes cavitaires 25 j. après l'opération.		
36	Rochelt, *Wiener med. Presse*, 1886, p. 1235.	H	Abcès chronique.			Base droite.		Adhérences pleurales.		Incision du 6e espace intercostal. *Pneumotomie.* Drainage.	*Mort*, 8 j après.		Abcès communiquant avec un abcès du foie.
37	Routier, *Soc. de chirurgie*, 1897, p. 138.		Abcès du poumon.				Pas de signes cavitaires.	Adhérences.		Pneumotomie après résection costale.	*Malade en voie de guérison* au moment où l'obs. a été communiquée.		
38	Runeberg, *Deutsche Archiv f. klin. Med.*, 1887, p. 91.	H 35 ans.	Abcès aigu (pas de vomique).	5 sem.	Pneumonie chronique chez un éthylique.	Base droite, au-dessous de l'épine de l'omoplate.	Pas de signes cavitaires.	Adhérences.	Ponction exploratrice.	Résection de la 6e côte sur la ligne axillaire. Incision d'un abcès superficiel. Lavage phéniqué. Drainage.	Guérison en 2 mois 1/2.		
39	Quincke, *Mitt. aus Grenzgeb.*, 1895, Bd I, p. 1.	H 23 ans.	Abcès aigu du poumon.	2 mois.	Pneumonie par aspiration de boue.	Base gauche.	Pas de signes cavitaires.		Ponction. 300 cc. de liquide séreux.		Mort subite 10 j. après la ponction.		Pleurésie séro-purulente et abcès primitif du lobe inférieur gauche vidé dans la plèvre. Bronchiectasie et cicatrice d'un abcès guéri au-dessus du précédent. Pneumonie à droite.
40	Selby, *Brit. M. J.*, 1889, t. II, p. 766.	H 26 ans.	Abcès pulmonaire.			Ligne axillaire au niveau de la 5e côte à droite.	Pas de signes cavitaires au moment de l'opération.	Adhérences.	2 ponctions exploratrices négatives. Une 5e ponction au-dessous des précédentes ramène du pus.	Résection de 1 pouce 1/2 de la 5e côte. Pas de pus dans la plèvre. Poumon dur et congestionné. (L'abcès ne fut pas incisé.)	Expectoration fétide, signes cavitaires de la base dr. Guérison.		

N°	INDICATIONS BIBLIOGRAPHIQUES	SEXE AGE	DIAGNOSTIC	DÉBUT	ÉTIOLOGIE	SIÈGE	SIGNES CAVITAIRES	ADHÉRENCES PLEURALES	PONCTION	INCISION	RÉSULTAT OPÉRATOIRE	RÉSULTAT ÉLOIGNÉ	AUTOPSIE
41	**Delagenière**, *Archives provinciales de chirurgie*, 1894, janvier.	F. 37 ans.	Abcès pulmonaire.		Pneumonie.			Adhérences.		Pneumotomie après résection des 6e, 7e et 8e côtes.	Guérison.	Maintenue sans fistule.	
42	**Sims**, *Med. Rev.*, 1896, t. XLIX, p. 500.		Abcès du poumon.							Incision et drainage.	Guérison.		
43	**Pridgin Teale**, *Lancet*, 1884, t. II, p. 6.	H 34 ans.	Abcès pulmonaire, vomique.		Pleurésie-pneumonie le mois auparavant.	Base droite en arrière.		Adhérences.	1re ponction, liquide séreux. 2e ponction, issue de pus; vomique quelques jours après. Ponction au gros trocart. Pus fétide.	Incision au siège de la ponction. La plèvre ne contient pas de liquide. Ponction du poumon adhérent, issue de pus, le doigt débride l'ouverture. Issue de deux pintes de pus. Drainage. Lavages phéniqués.	Guérison. Drains supprimés 5 mois après.	Revu 5 ans après, guéri. Un peu de rétraction du thorax et faiblesse respiratoire à droite.	
44	**Terrier**, *Soc. chirurgie*, 1891, p. 741, et Mounton, th. Paris, 1897, p. 92.		Abcès du poumon : consécutif à un abcès du foie ouvert dans les bronches (vomiques). Bronchiectasies secondaires.	1 an.	Abcès du foie (dysentérique).	Base droite en arrière.	Signes cavitaires.	Adhérences.	Ponction en arrière de la ligne axillaire postérieure, dans le 8e espace intercostal. Issue de pus.	Incision et résection de la 8e côte. Ouverture de l'abcès. Drainage. Amélioration. Mais accidents de rétention amenant des phénomènes de gangrène, 13 mois 1/2 après. Nouvelle résection de la 8e côte. Incision du poumon qui conduit dans une bronche dilatée. Curettage de l'ectasie bronchique.	Guérison complète 2 mois.	Guérison maintenue (plus de 2 ans après). Le malade, qui est médecin des colonies, peut reprendre son service.	
45	**Thiriar**, *Bull. Acad. de méd. de Belgique*, 1887, n° 10.	H 22 ans.	Abcès pulmonaire. Hémoptysies.			Base gauche en arrière.		Adhérences.	Deux ponctions négatives.	Résection des 5e, 6e et 8e côtes, large résection. Incision horizontale de 15 centimètres de la ligne axillaire à l'angle de la colonne vertébrale, par le trajet de la 8e côte. Incision verticale à 5 centimètres de la colonne vertébrale. Ouvert. de la caverne au thermo.	Guérison.		
46	**Todd**, *Brit. M.J.*, 1896, t. II, p. 1445.		Abcès pulmonaire et pleurésie purulente simulant bronchiectasie.							Résection costale. Drainage.	Guérison.		

N°ˢ	INDICATIONS BIBLIOGRAPHIQUES	SEXE AGE	DIAGNOSTIC	DÉBUT	ÉTIOLOGIE	SIÈGE
47	**Trzebicky**, *Wiener klin. Woch.*, 1893, n°ˢ 21 et 22.	F 42 ans.	Abcès pyémique.	15 j.	Infection puer-pérale datant de 2 mois.	Base droite en arrière.
48	**Tuffier**, *Soc. de chirurgie*, 1895, p. 766, obs. 2.	H	Abcès du poumon.		Pneumonie.	
49	**Valton**, *Belgique médicale*, 1895, t. II, p. 545.	H 13 ans.	Abcès du poumon, vomique et crachats fétides.	18 m	Pneumonie 2 ans auparavant.	Base droite.

Dilatations bronchiques. — La chirurgie ne peut s'attaquer à la dilatation bronchique qu'autant qu'elle est limitée, et si ses succès thérapeutiques ne sont pas plus brillants, c'est dans la nature et dans l'étendue des lésions pulmonaires qu'il faut en chercher la cause.

Des trois variétés de dilatations bronchiques établies par Cruveilhier (cylindrique, ampullaire, moniliforme) la seconde peut seule bénéficier du traitement opératoire, la troisième ne mérite d'être attaquée que dans les cas rares et spéciaux de rétention purulente, de septicémie pulmonaire. Cette dilatation avec stagnation purulente frappe surtout les bronches de moyen et de petit calibre. Habituellement unilatérale, elle occupe beaucoup plus souvent la base du poumon que son

SIGNES CAVITAIRES	ADHÉRENCES PLEURALES	PONCTION	INCISION	RÉSULTAT		AUTOPSIE
				OPÉRATOIRE	ÉLOIGNÉ	
	Pas d'adhé- rences pleurales.	Ponction. 500 c.c. de pus.	Résection de la 7ᵉ côte, 3 jours après. Inci- sion. Pneumothorax.	Mort 10 h. après.		Aucune adhérence pleurale. Pleurésie séreuse en voie de ré- sorption. Opération *in extre- mis*.
	Pas d'adhé- rences.		Incision sans résection costale. Pneumothorax total. Le foyer ne put être ouvert.	Pyopneu- mothorax consécutif qui néces- site em- pyème.	Mort un an après.	Pleurésie purulente et abcès non ouvert.
	Pas d'adhé- rences.		Résection des 7ᵉ, 8ᵉ et 9ᵉ côtes. Poumon en ap- parence normal. Après plusieurs ponctions négatives on finit par trouver le pus. *Pneu- motomie* au thermo sur le trocart, après suture du poumon à la plèvre pariétale, nettoyage de la cavité. Drainage.	Mort, 20ᵉ j., épuise- ment.		

sommet (40 cas sur 45) et se localise plus volontiers à sa surface qu'à son centre. La marche essentiellement chronique de la maladie est toujours menaçante par ses complications septiques, soit sous forme de broncho-pneumonie ou de gangrène pulmonaire, soit sous forme d'abcès cérébraux. Cette métastase cérébrale, qui manque dans le cours des suppura- tions pulmonaires aiguës, est particulièrement fréquente dans les bronchiectasies. Nous en trouvons six exemples dans notre statistique (obs. 6, 9, 24, 38, 43, tab. D, obs. 5, tab. E).

L'intervention chirurgicale est commandée par l'abondance des sécrétions bronchiques et ses conséquences (l'expectoration atteint 300, 400, 500 et même 1000 centimètres cubes), ou par les accidents septiques aigus ou chroniques, fièvre avec exacerbation vespérale, sueurs nocturnes, inappétence, amaigrissement. La gangrène pulmonaire est également une complication à redouter dans les bronchiectasies, et doit entrer en ligne de compte comme indication opératoire. Bull a insisté il y a déjà longtemps sur la fréquence des dégénérescences amyloïdes des viscères dans ces suppurations bronchiques prolongées, et leur lourde responsabilité apparaît dans le bilan des interventions (5 morts sur 15). Il est malheureusement difficile de limiter exactement le domaine de la médecine et celui de la chirurgie. L'opportunité opératoire varie suivant l'étendue, la forme des lésions et l'état général. Mais l'insuffisance même des moyens médicaux devient une indication et « quand on pense au pronostic presque fatal qui accompagne la bronchiectasie, on se dit que c'est encore dans la chirurgie qu'est l'avenir du traitement rationnel des dilatations bronchiques ». (Dieulafoy.)

L'incision du foyer permet le drainage des cavités qui communiquent entre elles, et amène presque toujours une amélioration dans l'état général du malade. Là encore *la question du diagnostic* prime la question opératoire, et si les erreurs dans la localisation exacte de la lésion sont moins fréquentes que dans les autres variétés de suppuration pulmonaire, les *erreurs d'étendues, de dimensions*, sont presque la règle. On s'attendait à trouver une vaste cavité diagnostiquée à l'aide de signes stéthoscopiques des plus nets et on rencontre de petites cavernes dont la plus volumineuse ne dépasse guère le volume d'une noix. Bien souvent après avoir ponctionné ou incisé le poumon en plusieurs points, on termine l'opération en établissant un drainage de la plus grande de ces cavités, pensant avoir fait une opération incomplète, et cependant dès les premiers jours qui suivent l'opération, on voit l'expectoration diminuer et l'état général s'améliorer. Ces erreurs s'expliquent par la multiplicité des dilatations et par leur diffusion. Il est rare qu'une dilatation ampullaire ne soit pas entourée de quelques ectasies moniliformes et l'auscultation ne peut délimiter la part de chacune de ces lésions. La quantité d'expectoration ne prouve rien, elle peut provenir aussi bien des ectasies concomitantes que de la cavité elle-même. Dans les observations, 5, 7, 29, 38, où l'expectoration variait de 200 centimètres cubes à 1 litre par jour, il n'existait pas de grande cavité bronchiectasique mais une série de dilatations peu considérables. La forme même de cette expectoration par *vomique* n'est pas suffisante pour établir le diagnostic. Sous l'influence d'une même contraction des muscles expirateurs, toutes les bronches peuvent se vider presque d'un seul coup (obs. 38). On comprend facilement que dans de telles conditions la *ponction exploratrice* puisse être souvent mise en défaut. Dans la moitié seulement des cas (13 sur 26) elle a donné des résultats positifs et sur ces 13 faits, 6 appartenaient à la variété sacciforme avec grande cavité. Dans les autres observations, plusieurs ponctions furent nécessaires. Quatre fois avec des ponctions répétées on parvint à localiser une cavité purulente, mais chez les neuf autres malades, il fut impossible de tirer aucun renseignement de ce moyen de diagnostic. Faite immédiatement avant l'opération et à un moment où tout porte à croire à la réplétion des cavités bronchiques, elle peut donner des renseignements précis, c'est donc un moyen à ne jamais négliger, mais dont les résultats négatifs méritent interprétation.

La *pneumotomie* est la seule méthode opératoire applicable; elle a été pratiquée dans 38 cas de bronchiectasies sans gangrène. Je laisse de côté les vieux procédés de ponction au gros trocart avec dilatation consécutive à la laminaire, c'est trop pour explorer, c'est trop peu pour guérir. La thoracotomie a été faite avec ou sans résection costale, et l'incision pulmonaire soit avec le thermo-cautère, soit avec le bistouri, soit enfin avec un instrument mousse ou une pince à pansement. En général on fait l'incision des téguments, convexe à sommet inférieur. La large résection de plusieurs côtes, deux au moins, est ici plus nécessaire que jamais; elle a un double avantage,

elle donne un large champ d'action, indispensable à la recherche souvent laborieuse des foyers morbides, et elle permet
ensuite un affaissement de la paroi thoracique, si utile à la
cicatrisation des pertes de substances intra-pulmonaires, quand
le parenchyme est sclérosé.

Les adhérences pleurales existaient dans la majorité des cas
(40 sur 48) (¹), et même dans ces 8 observations, 5 fois seulement elles manquaient totalement; dans les 3 autres cas
elles étaient lâches et insuffisantes. De ces 8 malades, 4
ont été traités par la méthode de Quincke (obs. 29, 31, 34, 55);
les adhérences pleurales ont été obtenues par des applications
de pâte de chlorure de zinc. Une seule remarque est à faire à
propos de cette méthode. Un des malades succomba sept jours
après le début du traitement avant que la caverne bronchiectasique ait été ouverte, les plèvres étaient encore insuffisamment adhérentes. Laache (obs. 24) constata l'absence des
adhérences au moment de pratiquer la pneumotomie, il fixa
les deux feuillets pleuraux par des sutures et il attendit
huit jours encore avant d'ouvrir la cavité, son malade guérit.
Trois fois l'absence d'adhérences donna lieu à des accidents. Krecke (obs. 23) perdit son malade quelques heures
après l'opération; le pneumothorax survenu à l'ouverture de la
plèvre rendit, malgré des ponctions multiples, l'ouverture de la
dilatation bronchique impossible. Godlee (obs. 4 du tableau
des corps étrangers), gêné par un pneumothorax partiel, ne put
faire qu'une pneumotomie insuffisante. Son malade mourut
cinq semaines après présentant en outre une collection purulente sous-diaphragmatique. Biondi (obs. 39) a vu une pleurésie
purulente, provoquée par l'irruption dans la plèvre du liquide
contenu dans les dilatations bronchiques, emporter son malade
en deux jours.

Le poumon sclérosé et adhérent à la plèvre dans tous les
autres cas se confond si bien que ni l'œil, ni le bistouri, ni le

---

(¹) 43 Dilatations bronchiques. 5 Bronchiectasies consécutives à des corps étrangers.

doigt ne permettent de reconnaître le tissu. De Cérenville dit bien : « que le parenchyme pulmonaire saigne davantage que la plèvre indurée, et que la consistance du poumon est moindre que celle de la plèvre, même lorsqu'il est sclérosé ». Ce sont de bons caractères dont il faut tenir compte. Pour ma part, je n'ai guère constaté ces différences, on taille en plein bloc scléreux, lentement, progressivement, jusqu'à ce que l'on voie ou sente une cavité que la sonde cannelée peut ouvrir. Les ponctions multiples au thermocautère de Quincke me paraissent inférieures à une incision franche au bistouri ou au fer rouge. Deux malades ont succombé pendant l'opération, avant que celle-ci fût terminée. Au cours de l'opération, Stewart (obs. 19) ayant fait une incision qu'il jugea trop haut située pour drainer une large cavité fit séance tenante une contre-ouverture transthoracique au point déclive.

Dans le *traitement* ultérieur, les lavages sont proscrits dans ces cas plus que partout ailleurs. Nous trouvons en dépouillant les observations qu'ils ont dû être abandonnés 4 fois (obs. 9, 11, 13, 38) à cause des accès de toux qu'ils provoquaient. Le drain en caoutchouc rouge me paraît bien préférable à la sonde en gomme ou au drain en argent, la première risque fort de passer dans les bronches et le drain souple aura moins de chance que le drain en argent d'éroder par usure un gros vaisseau. Enfin il peut devenir nécessaire de faire des pneumotomies secondaires pour ouvrir de nouvelles cavités comme l'ont fait Koch (obs. 2) et Capechkow (obs. 41).

Les *résultats opératoires*[1] donnés par la pneumotomie dans ces cas ne sont pas très favorables (10 morts sur 58 cas), mais

---

[1] Résultats opératoires :

Pneumotomies . . .	Guérisons	28	38
	Morts	10	
Pneumectomies. . .	Mort.		1
Thoracoplastie. . . .	Guérison.		1
Ponctions au gros . .	Guérisons	5	5
trocart	Morts.	2	

cette statistique qui englobe tous les cas de dilatation bronchique n'est guère instructive et il est bien plus intéressant de connaître les résultats donnés par la chirurgie dans les différentes variétés de l'affection.

Bronchiectasies sacciformes		Guérisons	14	15
		Mort	1	
Bronchiectasies ampullaires multiples unilatérales.	avec une cavité prédominante.	Guérisons	15	21
		Morts.	6	
	pas de grande cavité	Guérison	1	3
		Morts.	2	
Bronchiectasies ampullaires multiples bilatérales.	avec une grande cavité.	Guérison	0	4
		Morts.	4	
	pas de grande cavité.	Guérison.	1	1
		Mort.	0	
Bronchiectasies consécutives à la présence de corps étrangers		Guérison.	1	3
		Morts.	2	

Nous voyons par ce tableau que les bronchiectasies sacciformes les plus favorables à l'opération n'ont qu'une seule mort opératoire à leur actif sur 15 cas, tandis que les bronchiectasies ampullaires avec cavités multiples donnent 33 pour 100 de mortalité (8 morts sur 24) ; cette proportion est encore bien plus grande si les lésions sont bilatérales (4 morts sur 5). On voit quel rôle capital la forme de la dilatation bronchique joue dans le pronostic opératoire.

Les *résultats thérapeutiques* sont peu encourageants si l'on envisage la possibilité d'une guérison absolue, et c'est à peine si l'on peut en citer 7 cas (obs. 10, 14, 24, 27, 29, 38, 41), mais si l'on considère que dans presque tous les cas la pneumotomie et le drainage ont amené une grande diminution dans l'expectoration, la suppression des vomiques quotidiennes, et surtout de la fétidité des crachats, on se convaincra facilement de l'utilité de l'intervention.

BRONCHIECTASIES (RÉSULTATS ÉLOIGNÉS)

NUMÉRO DE L'OBSERVATION	DÉBUT DE LA MALADIE	OPÉRÉ SUIVI PENDANT	RÉSULTAT	GENRE D'OPÉRATION
1	5 ans.	3 mois.	Mort. Dégénérescence amyloïde viscérale.	Pneumotomie.
2	4 ans.		Amélioration notable.	3 pneumotomies.
4		15 mois.	Mort. Tuberculose. Dégénérescence amyloïde.	Pneumotomie.
5	8 mois.	1 m. 1/2.	Mort. Cavités multiples. Broncho-pneumonie et pleurésie du côté opposé.	Id.
6	Un an.	2 mois.	Mort. Abcès cérébral. Cavités multiples.	Id.
8	7 ans.	qq. mois.	Amélioration. Accidents de pleurésie purulente.	Id.
10	Plusieurs années.	2 ans.	Mort. Hémoptysie. Avait été revu bien guéri 1 an après l'opération.	Id.
11		2 m. 1/2.	Mort. Manie aiguë. Cavité unique.	Ponction au gros trocart.
12	4 ans.	2 mois.	Mort. Bronchite aiguë. Cavité unique.	Id.
13	5 ans.	?	Guérison en 5 semaines.	Pneumotomie.
14	2 ans.	1 an.	Mort. Cardiopathie. Dilatations bronchiques. Guérie.	Ponction.
15	»	»	Amélioration considérable.	Pneumotomie.
18			N'a pas été suivi.	Id.
19	9 ans.	?	Guérison (pas de détails).	Id.
20	Plusieurs années.	?	Guérie.	Id.
22	4 ans.	6 sem.	Mort. Bronchiectasies multiples unilatérales. Gangrène de l'autre poumon.	Id.
24	6 ans.	9 mois.	Amélioration notable. Mort. Abcès cérébral.	Id.
26	»	2 mois.	Guérison.	Id.
27	Plusieurs années.	16 mois.	Guérison, après thoracoplastie secondaire.	Id.
28		2 mois.	Fistule. Accident de rétention nécessitant thoracoplastie. Mort pendant cette 2e opération.	Id.
29	?	3 mois.	Guérison. Le malade reprend son travail.	Id.
30	Plusieurs années.	5 mois.	Fistule persistante. Le malade devient tuberculeux.	Id.
31	12 ans.	2 ans.	Amélioration. Mort 2 ans après.	Thoracoplastie.
34	5 ans 1/2.	2 mois.	Résultat nul. Pas de grande cavité.	4 pneumotomies.
35	5 ans.	3 mois.	Rechute. Mort pendant une 2e opération. Hémorragie et entrée de l'air dans le viscère pulmonaire.	Pneumotomie.
37	Plusieurs années.	3 mois.	Amélioration notable.	Id.
38	Plusieurs années.	20 mois.	Guérison presque complète. Mort. Abcès cérébral.	Id.
41		qq. mois.	Guérison. 2 pneumotomies nécessaires.	2 pneumotomies.
42		4 mois.	Amélioration. Mort. Cavités multiples.	Id.
44		6 mois.	Amélioration puis rechute.	Id.
45			Rechute.	Id.
3 (Tab. F)	14 mois.	Plus d'un an.	Fistule pendant 8 mois. Mort. Tuberculose pulmonaire.	Id.

Après l'opération, l'expectoration disparaît complètement ou diminue dans des proportions considérables, de 400 à 120 centimètres cubes par exemple. La plupart des malades guéris ou notablement améliorés ont conservé de longs mois une fistule. La persistance de ce trajet, loin d'être considérée comme un accident, nous semble, au contraire, désirable dans les cas de bronchiectasies, tant que le drainage s'effectue d'une façon suffisante, les accidents généraux cessent ; même lorsque la sécrétion est insignifiante, il n'y a pas lieu de hâter la cicatrisation de la plaie et certaines observations([1]) montrent bien que la fermeture de la fistule a été suivie à brève échéance du retour de l'expectoration et des accès fébriles. Quand l'expectoration persiste à un taux élevé et que les accidents fébriles ne s'amendent pas, on en conclut que la cavité se draine incomplètement, ou qu'on a méconnu l'existence d'autres cavernes, on doit élargir le trajet. Mais je crois qu'avant d'aller plus loin, l'éclairage méthodique de la première cavité ouverte doit être pratiqué à la lumière électrique comme j'ai l'habitude de le faire, car dans plusieurs autopsies, on note que la caverne drainée communiquait par un étroit orifice avec une autre collection. Le point d'où émerge le pus serait d'autant plus utile à connaître qu'il servirait de guide dans la recherche du nouveau foyer et les observations de Koch (obs. 2), de Quincke (obs. 34), montrent assez quelles difficultés accompagnent cette opération nouvelle, faite un peu au hasard, sans point de repère ni direction fixe, et avec l'aide incertain d'une seringue de Pravaz et d'une aiguille aspiratrice. Ces opérations secondaires ont donné des succès à Koch (obs. 2), et à Capechkow (obs. 41), mais la petite malade de Quincke (obs. 34) a subi 4 pneumotomies sans qu'aucune ait pu ouvrir la cavité bronchiectasique.

Sans doute il y a loin de ces résultats à ceux que donne

([1]) D'Azincourt, *th. Paris*, 1896, obs. 4, p. 49, obs. 10, p. 53, obs. 38, p. 73.

l'incision dans les autres suppurations pulmonaires, mais il faut tenir compte de ce que les malades ne nous sont livrés que tardivement, après les efforts impuissants et désespérés de la médecine, alors que l'état général et les viscères sont souvent altérés par une longue suppuration et que les lésions sont très étendues. D'ailleurs quel autre moyen de guérison ou d'amélioration est-il possible d'offrir dans une affection aussi grave et aussi menaçante?

Il résulte de ces faits que notre intervention dans les bronchiectasies est liée à la précision du diagnostic. Des foyers peu nombreux unilatéraux, volumineux, avec stagnation de produits toxiques sur des sujets résistants, constituent des éléments nécessaires pour une thérapeutique chirurgicale efficace. Dans tous les autres cas, la pneumotomie n'est qu'un pis aller sur lequel on se rejette en désespoir de cause. Cette dernière planche de salut, que nous ne pouvons guère refuser dans certains cas, sera souvent insuffisante et il en sera malheureusement de même dans la gangrène du poumon.

NUMÉROS	INDICATIONS BIBLIOGRAPHIQUES	SEXE AGE	SYMPTOMES	OPÉRATION	RÉSULTAT OPÉRATOIRE	RÉSULTAT ÉLOIGNÉ	NÉCROPSIE
1	Mosler et Hüter. *Berl. klin. Woch.*, 1873, p. 43.	H 40 ans.	Signes de dilatation bronchique datant de 5 ans.	Incision sur le bord supérieur de la 3e côte à 5 centimètres du bord droit du sternum. Ouverture d'une caverne pulmonaire. Drainage.	Guérison.	Amélioration temporaire. Mort 3 mois après, 5 octobre 1872.	Cavité bronchiectasique du lobe supérieur droit. Dégénérescence amyloïde des viscères.
2	W. Koch. *Deutsche med. Woch.*, 1882, p. 440.	H 24 ans.	Signes cavitaires dans le lobe inférieur droit. Début 4 ans.	Résection de la 6e côte. Plèvre adhérente. Ouverture au thermo d'une cavité grosse comme un poing d'enfant située à 3 travers de doigt de la surface du poumon et dans laquelle s'ouvrent plusieurs grosses bronches. 2e opération. Résection de la 8e côte. Pas de grosse caverne. 3e opération. Ouverture d'une grosse caverne entre la 8e et la 9e côte.	Guérison. Guérison. Guérison.	Amélioration notable. Koch suppose néanmoins qu'il existe encore d'autres dilatations bronchiques du côté droit.	
3	W. Koch. *Deutsche med. Woch.*, 1882, p. 441.	F 29 ans.	Signes de bronchiectasie de la base droite avec expectoration abondante (800 à 1000 c.c. en 24 h.) et fétide. Début 4 ans.	Résection de 4 pouces de la 6e côte. Incision du poumon au thermo. Ouverture d'une excavation du volume du poing. Exploration du poumon dans cette cavité et ouverture d'une 2e cavité du volume d'une tête d'enfant d'où il s'écoule un litre de liquide fétide. 3 drains.	Mort 7 jours après, 22 juillet 1882. Collapsus.		Phlébite de la veine porte. Dégénérescence amyloïde des viscères. Broncho-pneumonie du lobe inférieur gauche.
4	Mosler et Hüter. *Verhandlung der Congres. für inn. Med.*, t. II, 1882, p. 87.	H		Pneumotomie sans résection costale. Ouverture d'une cavité bronchiectasique. Drainage.	Guérison sans fistule, mars 1875.	Guérison maintenue 15 mois. Mort en mars 1876.	Tuberculose généralisée. Dégénérescence amyloïde des viscères.
5	D. Powell et Lyell. *Lancet*, 1880, t. II. p. 12.	H 40 ans.	Bronchiectasie de la base droite. Début 8 mois.	Pneumotomie sans résection costale. Ponction du poumon au trocart. Écoulement de pus peu considérable.	Guérison.	Mort un mois 1/2 après, 30 octobre 1870.	Cavités bronchiectasiques multiples à dr. Broncho-pneumonie et épanchement pleural à g.
6	Williams et Marshall. *Lancet*, 1882. t. II, p. 1107.	H 40 ans.	Pneumonie chronique bilatérale avec bronchiectasie à droite. Expectoration abondante et fétide. Début 1 an.	Incision des téguments verticale de la 4e à la 6e côte. Ponction du poumon au gros trocart. Issue d'air et de pus fétide. Débridement. Drainage.	Guérison.	Amélioration passagère. Mort 5 juillet. Accidents cérébraux.	Adhérences totales de la plèvre droite. Fistule entre la 4e et la 5e côte. Dilatations bronchiques multiples de la partie antérieure du poumon. La plus grosse du volume d'une orange avait été ouverte. Pas d'autres dilatations bronchiques. Abcès de l'hémisphère cérébral droit.
7	Bull. *Nord. med. Arch.*, 1885, t. XV, p. 17.	H 25 ans.	Bronchite chronique généralisée avec signes cavitaires de la base droite. Rétraction du thorax. Début 7 ans.	Incision du 7e espace intercostal au thermo. Le poumon est dilacéré avec le doigt. Pas de cavernes de grande dimension. Issue de gaz fétide. Hémorragie. Tamponnement.	Guérison.	Aucune amélioration. Plusieurs ponctions exploratrices sans résultat. Mort un mois après.	Adhérences pleurales dr. Bronchiectasies multiples. Pas de grosse caverne. Pneumonie interstitielle. A gauche, pleurésie et dilatation bronchique.

NUMÉROS	INDICATIONS BIBLIOGRAPHIQUES	SEXE AGE	SYMPTOMES	OPÉRATION	RÉSULTAT OPÉRATOIRE	RÉSULTAT ÉLOIGNÉ	NÉCROPSIE
8	Kaczorowski. *Deut. med. Woch.*, 1883, t. IX, n. 29, p. 432.	F 11 ans.	Dilatation bronchique ou pleurésie purulente.	Pneumotomie. Résection de la 6e côte. Ouverture d'une vaste cavité.	Guérison. Pleurésie purulente consécutive.		
9	Biss et Marshall. *Med. Tim. and Gazette*, 1884, t. I, p. 747.	H 32 ans.	Bronchiectasie de la base droite. Examen bacillaire négatif. Début 6 mois.	Incision entre la 10e et la 11e côte. Ponction de la plèvre. Issue d'air et de liquide fétide sanguinolent. Drainage. Lavages au permanganate intolérables.	Mort 18 jours après. Accidents cérébraux.		Bronchiectasies multiples de la base droite dont la plus volumineuse avait été ouverte. Poumon gauche sain. 2 abcès du cerveau. Rien d'anormal dans les autres viscères. Pas de tuberculose.
10	Lauenstein. *Centralblatt für Chirurg.*, 1884, p. 200.	H 37 ans.	Fièvre et crachats fétides abondants. Début plusieurs années.	Résection de 4 pouces de la partie antérieure de la 11e côte. Ponction du poumon au trocart. Dilatation du trajet. Grande cavité à parois résistantes.	Guérison.	Guérison. (D'après Quincke, ce malade serait mort 2 ans après d'hémoptysie.)	
11	De Cérenville. *Rev. méd. de la Suisse romande*, 1885, t. V, p. 462, obs. I.	H 50 ans.	Excavation sacciforme du lobe inférieur droit. Ponction au gros trocart. Dilatation du trajet à la laminaire.		Guérison.	Mort 2 mois après, 20 mai. Manie. Refus d'alimentation.	Adhérences pleurales. Cavité anfractueuse entourée de tissu sclérosé. Pas de tuberculose.
12	De Cérenville. *Id.* Obs. II.		Cavité de la base gauche. Début 4 ans.	Ponction au gros trocart. Dilatation à la laminaire.	Guérison.	Mort 9 semaines après. Trachéo-bronchite aiguë généralisée.	Excavation anfractueuse du lobe inférieur gauche. Pas de tuberculose. Reins et foie scléreux.
13	Roohelt. *Wien. med. Press.*, 1880, p. 1264.	H 54 ans.	Bronchiectasia du lobe inférieur droit. Recherche des bacilles négative. Début 5 ans.	Opération en 2 temps. 1e Résection de la 6e côte. 2e Pneumotomie 48 heures après au thermo. Cavité du volume d'un œuf de poule. Drainage.	Guérison.	Guérison.	
14	Williams et Godlee. *Brit. med. Journ.*, 1886, t. 1, p. 590.	H 67 ans.	Bronchiectasie de la base gauche. Début 2 ans.	Incision au niveau du 8e espace intercostal.	Guérison.	Guérison. Mort de syncope cardiaque un an après l'opération.	Dilatation bronchique guérie.
15	Williams et Godlee. *Med. Chir. trans.*, 1886, t. LXIX, p. 234.	F 21 ans.	Bronchiectasies multiples au niveau des 6e et 7e espaces intercostaux.	Résection d'un pouce de la 8e côte. Ponction du poumon. Drainage.	Guérison.	Amélioration.	
16	Benson in Godlee. *Lancet*, 1887, t. I, p. 746.	H 55 ans.	Signes cavitaires à gauche sur la ligne axillaire.	Incision dans le 10e espace intercostal.	Mort 5 jours après.		Dilatations multiples en chapelet de tout le lobe inférieur gauche. Pas de grande cavité. Dégénérescence graisseuse du cœur. Foie muscade.

NUMÉROS	INDICATIONS BIBLIOGRAPHIQUES	SEXE / ÂGE	SYMPTÔMES	OPÉRATION	RÉSULTAT OPÉRATOIRE	RÉSULTAT ÉLOIGNÉ	NÉCROPSIE
17	Godlee et Powell. *Lancet*, 1887, t. I, p. 716.	H 55 ans.	Début un an.		Mort syncope chloroformique au début de l'opération.	*	Dilatation bronchique bilatérale généralisée.
18	Godlee. *Lancet.* 1887. t. I, p. 717.	F 29 ans.	Bronchiectasie limitée à la base gauche.	Résection de la 10e côte. Ouverture d'une caverne bronchique. Drainage.	Guérison.	N'a pas été revue après sa sortie de l'hôpital.	
19	Stewart. *Brit. med Journ.*, 1887, p. 179, et 1895, t. I, p. 1147.	H 27 ans.	Signes cavitaires au niveau de l'angle de l'omoplate gauche. Début 9 ans.	Incision. Résection costale. Ouverture d'une caverne pulmonaire. Contre-ouverture et drainage.	Guérison.	Guérison.	
20	Hofmokl. *Soc. imp. roy. des méd. de Vienne*, 18 janvier 1888.	H 52 ans.	Cavité de la base droite.	Résection costale. Incision du poumon au thermo. Ouverture d'une cavité siégeant à 7 cent. de profondeur. Issue d'air. Pas de liquide.	Guérison.	Guérison.	
21	Mosler et Vogt, in Hartwich. *Inaug. Dissert.*, Greifswald, 1889.	H 15 ans.	Bronchiectasie de la base gauche.	Résection de la 3e côte. Ouverture d'une caverne de la grosseur d'une pomme. Contre-ouverture entre la 9e et la 10e côte au niveau de laquelle on trouve une cavité contenant 1/2 litre de pus. Adhérences pleurales.	Mort 7 jours après.		Pas d'autopsie.
22	Mackey. *Brit. med. Journ.*, 1889, t. II. p. 660.	H 20 ans.	Signes cavitaires de la base droite. Début 4 ans.	Incision intercostale. Adhérences pleuro-pulmonaires. Ponction. Opération suspendue à cause des accès de toux. 8 jours après, incision du poumon. Ouverture d'une cavité remplie de pus.	Guérison.	Mort 6 semaines après (1er juin 1889).	Cavités multiples remplissant tout le lobe inférieur droit. Foyer de gangrène pulmonaire dans le lobe inférieur gauche mais pas de dilatation bronchique de ce côté.
25	Krecke. *Münch. med. Woch.*, 1891, p. 509.	H 48 ans.	Dilatation bronchique de la base gauche. Début plusieurs années.	Ponction exploratrice, issue de pus. Résection costale. Incision. Pas d'adhérences pleurales. Pneumothorax rendant l'examen du poumon impossible.	Mort quelques heures après.		Cavités bronchiectasiques multiples. Grosse cavité dans le lobe inférieur gauche.
24	Lange. V. *Mag. for Læger*, 1891, nº 4, in Quincke. *Mitteil-aus. Grenzgeb.*, 1895, t. I, p. 44, obs. nº 7.	H 17 ans.	Bronchiectasie sacciforme. Signes cavitaires. Début 6 ans.	Ponction exploratrice. Résection du 5 cent. de la 8e côte sur la ligne angulaire. Pas d'adhérences pleurales. Suture du poumon aux lèvres de la plaie. 8 jours plus tard, ouverture de la cavité au thermo.	Amélioration.	Persistance d'une fistule. L'expectoration tombe de 900 à 100 cc. Mort 9 mois après de méningite (abcès du cerveau).	
23	S. Coupland. *Lancet*, 1892, t. II, p. 809.	V 18 ans.	Cavités de la base gauche. Pas de bacilles. Début 2 ans.	Opération par Pearce Gould. 2 ponctions exploratrices au-dessus et au-dessous de la 8e côte (10 mai). Le 17 mai, tuméfaction diffuse au niveau de la ponction. Incision. Ouverture d'une cavité pulmonaire. Résection de la 8e côte.	Mort par syncope chloroformique.		Dilatations sacculaires des bronches dans le lobe inférieur gauche. Autre dilatation bronchique du lobe supérieur gauche et du poumon droit.

NUMÉROS	INDICATIONS BIBLIOGRAPHIQUES	SEXE ÂGE	SYMPTÔMES	OPÉRATION	RÉSULTAT		NÉCROPSIE
					OPÉRATOIRE	ÉLOIGNÉ	
26	**Hofmokl.** *Wien. med. Presse.*, 1895, 30 avril.	H 43 ans.	Signes cavitaires au sommet droit.	Incision au thermo dans le 2e espace intercostal. Issue de pus. Drainage.	Guérison.	Guérison.	
27	**Walther.** *Cong. de chirurgie*, 1895, p. 101.	F 26 ans.	Bronchite chronique avec dilatation bronchique généralisée à tout le poumon gauche. Pleurésie purulente enkystée à la partie inférieure de la plèvre gauche probablement consécutive à un point de gangrène pulmonaire avec fistule pleuro-bronchique.	Résection des 7e et 8e côtes en arrière. Adhérences pleurales. Résection très large des 8e et 9e côtes. Ouverture d'une énorme cavité. Tamponnement avec de la gaze et des éponges.	Guérison.	Guérison sans fistule après thoracoplastie secondaire.	
28	**Reclus.** *Clin. chir. de la Pitié*, 1894, p. 30 et *Cong. de chirurg.*, 1895, p. 62.	H 50 ans.		Incision au niveau du 5e espace intercostal. Résection de 6 cent. de 5e côte.	Guérison.	Amélioration. Fistule persistante et accidents de rétention. Opération d'Estlander 2 mois après. Mort pendant l'anesthésie chloroformique.	
29	**Quincke.** *Mitteilungen a. d. Grenzgebieten der Medizin und Chirurgie*, B'1, H'1, 1895, p. 15, obs. 2.	H 25 ans.	Bronchiectasies multiples, signes cavitaires à gauche en arrière et en bas. Expectoration 150 à 200 cc. Début 2 mois.	Incision dans le 8e espace intercostal. 5 applications de pâte de chlorure de zinc. 18 jours après résection des 9e, 10e et 11e côtes. Application de pâte de chlorure de zinc. 4 jours après, ponction exploratrice, pus, incision au thermo.	Guérison.	Guérison. Le malade sort en août 1891 et reprend son travail.	
30	**Quincke.** *Loc. cit.*, p. 17, obs. 5.	H 34 ans.	Bronchiectasies multiples de la base gauche. Rétraction du thorax. Pas de signes cavitaires, pas de bacilles. Début plusieurs années.	Incision dans le 8e et le 9e espace intercostal. Application de pâte de chlorure de zinc. Résection des 9e et 10e côtes. Incision de la paroi au thermo, chlorure de zinc sur le poumon.	Guérison.	Amélioration (fistule). Le malade devient tuberculeux.	
31	**Quincke.** *Loc. cit.*, p. 18, obs. 4.	H 56 ans.	Bronchiectasies de la base gauche consécutives à une bronchite chronique. Début 12 ans.	Résection de la 9e côte. Application de chlorure de zinc. Résection consécutive de la 10e côte.	Guérison.	Amélioration. Mort 2 ans après.	Pas d'autopsie.
32	**Quincke.** *Loc. cit.*, p. 27, obs. 7.	H 66 ans.	Bronchiectasies multiples bilatérales avec dilatation sacciforme de la base gauche. Signes cavitaires. Début 4 ans.	Résection de 7 cent. de la 9e côte. Ponction exploratrice sans résultat. Pas d'adhérences pleurales.	Mort, collapsus avant l'incision de la caverne.		Dégénérescence amyloïde des viscères.
33	**Quincke.** *Loc. cit.*, p. 32, obs. 8.	F 42 ans.	Bronchiectasie de la base gauche, sacciforme et cylindrique. Pas de signes cavitaires.	5 applications de pâte de chlorure de zinc en 9 jours. Résection de la 10e côte, incision au thermo.	Mort 4 jours après de collapsus.		Au siège de l'opération, sclérose ancienne avec petites ectasies. Grosse caverne au sommet gauche.
34	**Quincke.** *Loc. cit.*, p. 34, obs. 9.	H 12 ans.	Bronchiectasies cylindriques multiples de tout le poumon droit. Pas de signes cavitaires. Début 3 ans 1/2.	Résection des 2e, 3e, 8e et 9e côtes. Ponction exploratrice.	Guérison.	Pas d'amélioration.	

NUMÉROS	INDICATIONS BIBLIOGRAPHIQUES	SEXE ÂGE	SYMPTÔMES	OPÉRATION	RÉSULTAT OPÉRATOIRE	RÉSULTAT ÉLOIGNÉ	NÉCROPSIE
35	Quincke. *Loc. cit.*, p. 35, obs. 10.	H 18 ans.	Bronchiectasies sacciformes de la base droite consécutives à une pneumonie. Signes cavitaires. Début 5 ans.	Incision. Application de pâte de chlorure de zinc. Résection de 4 c. de la 10e côte. Incision de la caverne. Drainage.	Guérison.	Fistule. Mort pendant une 2e opération. Hémorragie et entrée de l'air dans les veines pulmonaires.	Pas d'autopsie.
36	Quincke. *Loc. cit.*, p. 57, obs. 11.	H 34 ans.	Bronchiectasies sacciformes de la base gauche. Pas de signes cavitaires. Début 9 ans.	3 applications de pâte de chlorure de zinc. Résection des 8e, 9e et 10e côtes. Adhérences pleurales.	Mort un mois après (16 juin).		Mort hémorragie.
37	Quincke. *Loc. cit.*, p. 41, obs. 12.	H 49 ans.	Bronchiectasies cylindriques de la base gauche.	Application de pâte de chlorure de zinc 4 semaines après, résection de 4 cent. de la 10e côte. Pas de cavité, ouverture d'une bronche.	Guérison.	Amélioration (quitte l'hôpital 5 mois après).	
38	Pierre Delbet *in* d'Azincourt. *Th. de Paris*, 1896. p. 73.	H 45 ans.	Bronchiectasies de la base gauche. Expectoration atteignant jusqu'à 1 l. 1/2.	Résection de 5 cent. de la 7e côte. Ouverture d'une cavité grosse comme une noix entourée d'autres petites cavités siégeant à 5 à 6 c. de profondeur. Issue de pus fétide. Drainage.	Guérison.	Amélioration notable. Mort 20 mois après abcès du cerveau.	Pas d'autopsie.
39	Biondi. *Clinica chirurgica Milano*, 1895, t. III, p. 425.	H 26 ans.	Pneumonie interstitielle gauche avec bronchiectasie putride, pleurésie sèche adhésive et existence d'une caverne superficielle à la partie inférieure de l'espace scapulo-vertébral (Murri).	Pneumectomie.	Mort 54 heures après.		Pleurésie purulente par irruption de liquide bronchiectasique dans la cavité pleurale pendant l'opération. Dilatations bronchiques multiples.
40	Wills. *Lancet*, 1896, t. I, p. 1565.		Bronchiectasies unilatérales.	Résection costale. Plusieurs fonctions négatives. Adhérences pleurales.	Mort le 14e jour.		Bronchiectasies cylindriques unilatérales sans grande cavité.
41	Capechkow. *Wratch*, 1897, n° 6.	F	Bronchiectasies avec hémoptysie.	Pneumotomie. Ouverture d'une poche du volume d'une noix.	Réapparition des hémoptysies quelques jours après. 2e pneumotomie. Ouverture de plusieurs cavités semblables à la première.	Guérison maintenue (plusieurs mois).	
42	Gerard Marchant, *in* Guillemot et Herbet. *Soc. Anatomique*, 1896, p. 952.		Bronchiectasies de la base droite, prise pour un traumatisme hydatique (base droite en avant).	Résection de 7 à 8 cent. de la 4e côte. Résection de la 5e côte. La cavité siège plus haut qu'on ne le pensait. Ouverture d'une cavité du volume d'un œuf de poule. Parois de la caverne saignantes (2 pinces à demeure).	Amélioration pendant quelques mois.	Mort 4 mois après l'opération.	Poumon droit sauf en un point du lobe supérieur entièrement détruit et troué de cavités anfractueuses et inégales dont la plus grosse atteint le volume d'une noix.

NUMÉROS	INDICATIONS BIBLIOGRAPHIQUES	SEXE AGE	SYMPTOMES	OPÉRATION	RÉSULTAT		NÉCROPSIE
					OPÉRATOIRE	ÉLOIGNÉ	
43	**Nélaton**. *In Th. de Brésard*. Paris, 1897.	H 34 ans.	Bronchite à répétition depuis 4 ans et bronchiectasies consécutives de la base gauche prises pour pleurésie interlobaire.	Incision dans le 6e espace intercostal. Pas de résection de côtes. Ouverture d'une cavité. Drainage. Lavages provoquant des quintes de toux.	Mort 12e jour. Coma.		Dilatations multiples des bronches du lobe inférieur gauche. Lobe supérieur sain. Poumon droit sain. Vaste abcès cérébral occupant les lobes pariétal et frontal. Une seule cavité bronchiectasique ouverte.
44	**Nélaton**. *In* **Brésard**, *Th. de Paris*. 1897.	F	Bronchiectasie.	Pneumotomie.	Guérison.	Amélioration pendant 6 mois. Rechute, mais avec des accidents fort tolérables.	
45	**A. Broca**. *In* **Brésard**. *Th. Paris*, 1897.		Bronchiectasie. Fièvre et expectoration abondante.	Pneumotomie.	Guérison.	Amélioration temporaire. Réapparition des oscillations thermiques et de l'expectoration quelques jours après l'opération.	

Corps étrangers du poumon. — Les accidents septiques provoqués par la présence et le maintien d'un corps étranger dans le poumon, surtout s'il a pénétré par les voies naturelles, sont des dilatations bronchiques avec suppuration et gangrène. Ces accidents d'abord bénins acquièrent ultérieurement une gravité telle que la mort en est la terminaison générale. Cette forme de lésions peut étonner et on croirait *a priori* plus volontiers à la formation d'un abcès autour du corps étranger. Il n'en est rien, et il semble qu'en pénétrant à travers la bouche, le corps déjà septique emporte dans le poumon les germes contenus dans le canal alimentaire, qui sont, comme vous le savez, des agents féconds de gangrène. La greffe facile de ces foyers septiques dans le poumon explique la série des accidents ultérieurs. Au point de vue pratique, il nous faut retenir que les foyers gangréneux peuvent siéger loin du corps étranger et que l'ouverture de ces foyers ne conduit que très exceptionnellement sur le corps du délit.

L'extraction immédiate des projectiles de guerre n'est généralement pas indiquée, à moins de circonstances spéciales (larges délabrements par éclats d'obus); c'est contre l'hémorragie que sont dirigées les tentatives opératoires, et nous attendons les accidents secondaires de suppuration pour intervenir. Au contraire les corps étrangers des voies aériennes nécessitent une thérapeutique active. En face des accidents qui menacent le malade, et après l'échec de tous les moyens appropriés, avec ou sans trachéotomie, la thérapeutique chirurgicale n'a que deux ressources : extraire le corps étranger par *bronchotomie* ou remédier aux accidents secondaires par le *drainage* et l'*évacuation des foyers*. Il ne faut pas croire que l'une ou l'autre de ces deux méthodes soit radicale. Quand le séjour du corps étranger a été prolongé, les altérations bronchiques ou gangréneuses secondaires persistent souvent malgré son expulsion. Quant à la pneumotomie, elle n'est que palliative, puisque Burghard seul (obs. 11) a pu extraire le corps du délit à travers l'ouverture du foyer septique.

La bronchotomie par le procédé de Nésiloff a été tentée par Godlee (obs. 3) et par Rushmore ([1]). Ils ont dû abandonner l'opération inachevée pour ne pas voir succomber leurs malades d'hémorragie. De Forest-Villard ([2]), dont l'habileté expérimentale est bien connue, condamne cette opération. Les sept animaux sur lesquels il a fait ses essais ont succombé à l'hémorragie ou au shock. Les difficultés diagnostiques s'ajoutent aux difficultés opératoires, et si le siège précis du corps étranger peut être soupçonné, cette localisation est souvent erronée, le corps du délit pouvant même changer de bronche et de côté d'un jour à l'autre. La belle découverte de Rœntgen lèvera en partie ces doutes ([3]). La majeure partie de ces corps sont sensibles aux rayons X, le progrès est considérable à cet égard. Reste alors la question opératoire. Le champ est ouvert de ce côté à de nouvelles tentatives, et je ne doute pas qu'avec ces nouveaux renseignements la pneumotomie ne puisse devenir radicalement curatrice. Nous pouvons admettre que l'incertitude sur la présence ou l'absence du corps étranger, encore posée dans certaines observations, aura bientôt disparu.

La *tolérance* du poumon est variable dans ces cas. C'est 3 mois (obs. 2), 4 mois (obs. 3), 5 mois (obs. 4 et 10), 9 mois (obs. 8), 15 mois (obs. 5), 2 ans et demi (obs. 9) après la pénétration du corps étranger que l'intensité des accidents a nécessité l'intervention chirurgicale. Il semble à cet égard que les fragments osseux soient particulièrement mal tolérés. Les *complications qui ont conduit à intervenir* sont : des accidents de gangrène chez 2 malades ; la formation d'abcès chez 5 autres, et enfin la présence d'ectasies bronchiques dans 3 cas.

11 opérations avec 4 morts opératoires, tel est le bilan de l'intervention chirurgicale. Mais de ces quatre morts une seule est imputable à l'opération. Dans l'observation 2, il existait

[1] Rushmore, *New York. Med, J.*, 1891, 25 juillet.
[2] De Forest-Willard, *American J. of med. Sciences*, 1891, p. 505.
[3] Pöch Wiener, *Med. Presse*, 1896, p. 1695. — Radiographie d'un corps étranger du poumon (aiguille arrêtée au niveau du 6e espace intercostal.

des lésions bilatérales de gangrène ; dans l'observation 11, des hémoptysies répétées emportèrent le malade. L'opéré de Godlee (obs. 4) mourut 5 semaines après l'opération, d'abcès cérébral, Enfin le malade de Morton (obs. 7) eut une syncope mortelle pendant l'anesthésie chloroformique. Dans 2 de ces cas malheureux nous avons cependant noté l'absence d'adhérences pleurales (obs. 2 et 4), et 2 fois on trouva à l'autopsie une pleurésie purulente. Les adhérences pleurales paraissent manquer ici plus fréquemment que dans les autres affections suppurées du poumon ; sur les 11 observations recueillies elles ont fait défaut totalement dans les deux faits que nous venons de mentionner ; et elles étaient insuffisantes dans deux autres (obs. 5 et 11).

Pneumotomies	Gangrène	Guérison. . 0 / Mort. . . . 1	1
	Abcès	Guérisons. . 5 / Morts . . . 1	4
	Bronchiectasies	Guérison. . 1 / Morts. . . 2	3
Ponction et drainage.	Gangrène	Guérison. . . . 1	
Pleurotomie	Abcès et pleurésie purulente.	Guérison. . . . 1	
	Gangrène et pleurésie purulente.	Guérison. . . . 1	

Les résultats thérapeutiques sont bien médiocres, aucun malade n'a guéri complètement. Une seule fois, le corps étranger fut extrait pendant l'opération (obs. 11). Deux autres malades (obs. 5 et 9) l'éliminèrent quelques jours après la pneumotomie et cependant aucun de ces trois opérés n'a trouvé un rétablissement complet. Deux ont gardé une fistule, et chez le troisième il persistait des signes cavitaires et une toux opiniâtre plusieurs mois après l'opération (15 mois). Tous les autres malades ont gardé le corps du délit, deux avec fistule (obs. 8 et 5) ; les malades des observations 1 et 10 ont été notablement améliorés.

La conclusion s'impose : c'est vers l'intervention précoce, aseptique, que nos efforts doivent se diriger. Le manuel opératoire de la bronchotomie est à l'étude. J'ai essayé pour ma part la voie antérieure, costale, transpulmonaire, et l'ouverture du médiastin postérieur par la voie vertébrale. Ces tentatives anatomiques sont encore insuffisantes et la richesse vasculaire du *pédicule du poumon* semble efficacement le défendre contre nos interventions.

N°	Indications bibliographiques	Sexe / Âge	Forme et nature de la maladie	Début	Étiologie	Siège	Signes cavitaires	Adhérences pleurales	Ponction	Incision	Résultat opératoire	Résultat éloigné	Autopsie
1	Burghard. *King's Coll. H., Rep.*, London, 1896, t. II, p. 97.		Gangrène pulmonaire et pleurésie purulente.		Bouton double introduit dans les bronches.	Lobe inférieur gauche.				Incision. Le corps étranger est extrait.	Guérison.	Thoraco-plastie secondaire. Fistule.	
2	Fowler. *Brit. M. J.*, 1884, t. 1, p. 1046.	H 47 ans.	Abcès.	2 mois.	Aspiration d'une dent.	Base droite.	Signes cavitaires.	Adhérences.		Pneumotomie. Issue de pus ; le corps étranger n'est pas retrouvé.	Guérison.	Résultat imparfait, il persiste des signes cavitaires.	
3	Gairdner et Mc Leod. *Glascow, Path. and Clin. Soc.* 1885, in *Brit. M. J.*, 1885, t. I, p. 804.	Jeune garçon.	Caverne gangreneuse du lobe inférieur gauche.		Corps étranger du poumon, introduit probablement dans l'enfance.	Base gauche.	Signes cavitaires.	Pas d'adhérences.		Incision et drainage. Les fibres n'étant pas adhérentes, le contenu de la caverne se vide dans la plèvre.	Mort quelques jours après.		Pleurésie purulente. Abcès métastatiques des 2 poumons. Le corps étranger ne fut retrouvé qu'à l'autopsie.
4	Godlee. *Lancet*, 1887, t. I, p. 714.	H 47 ans.	Deux bronchiectasies de sacciformes de la base droite. Bronchiectasies cylindriques multiples des deux côtés à la base. Tuberculose pulmonaire.	4 mois.	Molaire aspirée dans la bronche droite.	Diffus base droite en arrière.	Signes cavitaires.	Adhérences.	Ponction du 8e espace intercostal.	Pneumotomie. Bronchotomie. Hémorragie. Un an après, résection de la 9e côte. Cavité de forme allongée. Plusieurs ponctions négatives.	Légère amélioration. La fistule se ferme au bout de 8 mois. Mort : tuberculose.		
5	Godlee. Id. id., p. 609.	H 17 ans.	Bronchiectasie du lobe inférieur droit. Cavité de la grosseur d'un œuf dans le lobe moyen.	5 mois.	Épi de blé aspiré dans une bronche du lobe inférieur droit.	Base droite.	Pas de signes cavitaires.	Adhérences partielles.		Incision du 6e espace intercostal latéral. Ouverture d'une cavité contenant du pus sanguinolent et putride. Débridement 12 jours après.	Mort 5 semaines après.		Abcès cérébral. Cavité purulente sous-diaphragmatique.
6	Godlee. Id. id., p. 715.	H 50 ans.	Bronchiectasie ou abcès chronique.	15 mois	Bronchite chronique. Aspiration d'un os de mouton.	Base droite en arrière.	Pas de signes cavitaires.	Pas d'adhérences (empyème circonscrit).		Pleurotomie dans le 8e espace intercostal sur la ligne de l'omoplate ; l'abcès pulmonaire est ouvert dans l'empyème.	Amélioration. L'os est éliminé, mais la toux et l'expectoration persistent.		
7	Morton. *Lancet*, 1894, t. II, p. 78.		Grande cavité bronchiectasique.		Corps étranger.					Incision. Drainage.	Mort pendant l'anesthésie.		
8	Quincke. *Mitteil. aus den Grenzgeb.* 1895, t. I, p. 47, obs. 15, et tabl. 3, p. 54, 55, obs. 5.	F 20 ans.	Bronchiectasie et petits abcès.	9 mois.	Corps étranger.	Base droite en arrière.	Signes cavitaires.	Adhérences probables.		Plusieurs applications de pâte de chlorure de zinc. Résection des 8e, 9e et 10e côtes (7 cent.) 16 jours après l'application du caustique. Ponction. Incision au thermo. Drain.	Guérison. 2 ans. Pas de fistule.	La fistule se ferme au bout de 2 ans. Amélioration.	

Tableau E. — Corps étrangers du poumon *(suite et fin)*.

N°°	INDICATIONS BIBLIOGRAPHIQUES	SEXE AGE	FORME ET NATURE DE LA MALADIE	DÉBUT	ÉTIOLOGIE	SIÈGE	SIGNES CAVITAIRES	ADHÉRENCES PLEURALES	PONCTION	INCISION	RÉSULTAT OPÉRATOIRE	RÉSULTAT ÉLOIGNÉ	AUTOPSIE
9	**Quincke.** *Loc. cit.*, obs. 14, p. 50, tabl. 3, p. 54, 55, obs. 7.	H 47 ans.	Abcès chronique et bronchiectasies.	2 ans et demi	Corps étranger. (Vertèbre de poulet.)	Base droite en arrière.	Signes cavitaires.	Adhérences probables.		Application de pâte de chlorure de zinc. Résection des 7e, 8e et 9e côtes (7 cent.). Ponction exploratrice. Pneumotomie au thermocautère 3 semaines après l'application du chlorure de zinc.	Amélioration notable. Élimination du corps étranger. Il persiste une fistule, mais le malade peut travailler.	Amélioration.	
10	**Strange.** *Brit. M. J.*, 1887, t. II, p. 1145.	H 27 ans.	Abcès gangreneux.	3 mois.	Racine de dent aspirée pendant l'extraction sous le chloroforme.	Lobe moyen.	Signes cavitaires.	Adhérences probables.	Ponction dans le 10e espace intercostal. Drainage.		Guérison. Le corps étranger n'est pas éliminé.		
11	**Sutherland.** *Lancet.* 1892, t. I, p. 188.		Bronchiectasie et abcès.		Aspiration d'une canule à tubage n° 3.	Lobe inférieur.	Signes cavitaires.	Pas d'adhérences.		Résection de 6 cent. de la 3e côte. Trois jours après ponction dilatatoire du trajet.	Mort. Hémoptysie 19. j. après.		

Gangrène pulmonaire. — La gangrène pulmonaire est l'affection septique contre laquelle se sont le plus exercés nos efforts; sa gravité, son processus anatomo-pathologique, l'insuffisance ou l'impuissance fréquente des moyens médicaux justifient le chiffre relativement élevé de 74 interventions que j'ai pu rassembler et qui m'obligent à traiter cette question avec quelques détails.

Nous savons depuis Laennec que la gangrène du poumon se présente sous forme *circonscrite* et sous forme diffuse. La première, infiniment plus fréquente, est seule justiciable de la chirurgie. Le sphacèle pulmonaire subit l'évolution commune; il passe successivement par la mortification, l'escharification, *l'élimination* et *la réparation*. Nous n'avons à intervenir que dans ces deux dernières périodes, contre les accidents de septicémie. Notre intervention, curative des accidents immédiats, devient préventive des foyers secondaires puisque les médecins voient dans les greffes successives des particules gangréneuses, issues du foyer principal, la cause de la multiplicité si fréquente, si grave et si souvent fatale de la maladie. Elles seraient surtout à craindre quand la gangrène siège au sommet, ce qui est heureusement rare.

Les statistiques opératoires s'accordent avec la statistique générale pour montrer que *le siège d'élection* des foyers primitifs de gangrène traités chirurgicalement coïncide bien avec sa plus grande fréquence à la base et à la partie postérieure du poumon. Pour les foyers secondaires, cette localisation s'explique par leur inoculation descendante.

Au point de vue chirurgical il faut distinguer :

1° La gangrène pleuro-pulmonaire qui provoque rapidement des accidents pleurétiques;

2° La gangrène pulmonaire superficielle;

3° La gangrène pulmonaire profonde.

La première localisation rentre par sa forme dans le domaine de la chirurgie pleurale, elle provoque un épanchement putride qui domine la situation clinique et relève de l'opération de la pleurotomie. Malgré tout l'intérêt qui s'attache à cette question je ne fais que vous signaler sa relative bénignité (sept guérisons sur huit cas) (¹). Les gangrènes *superficielles* ou *profondes* relèvent seules de la chirurgie pulmonaire. Qu'elles soient primitives ou secondaires, elles ont une communauté d'accidents, de complications, d'indications thérapeutiques, de procédés opératoires, qui permettent d'en faire une étude d'ensemble.

Quelle que soit la forme anatomique ou clinique de la gangrène, quelle que soit l'indication opératoire, le premier obstacle auquel se heurte la chirurgie, c'est encore la nécessité d'un *diagnostic précis*. Si, au point de vue médical, la notion gangrène et la connaissance de l'état général du sujet suffisent à établir une thérapeutique, l'action chirurgicale demande une précision bien plus grande quant au siège exact en hauteur et en profondeur des foyers. L'unité ou la multiplicité des lésions, l'état des feuillets pleuraux, la présence des adhérences sont toutes notions indispensables et nécessaires, ou utiles à notre intervention, et là encore les faits prouvent que la difficulté réside bien plus dans l'établissement de ces notions que dans le mode opératoire.

La profondeur de la lésion est fréquemment méconnue. J'ai ouvert un foyer gangreneux qu'on m'avait localisé dans la plèvre, je dus pénétrer à trois travers de doigt dans l'épaisseur du poumon, pour ouvrir la cavité. La hauteur même ne peut toujours être précisée. Hofmokl (obs. 27) localise dans le deuxième espace intercostal un foyer qui occupe le troisième. Lejars cherche à la base du poumon une volumineuse cavité, il ouvre une cavernule et à l'autopsie on trouve une grosse caverne dans le lobe supérieur (obs. 57). Mon collègue Chauffard a observé pendant des semaines un malade justiciable de

(¹) Bull, *Nordiskt. Mag.*, 1891, p. 289, in *Jahresb.*, 1891, t. I, p. 145; — Krecke, *Munch. med. Woch.*, 1891, p. 399 (2 obs.); — Lutzenberger, *Inaug. Dissert.*, Halle, 1894: — Nikitin, *Saint-Pétersbourg med. Woch.*, 1893, nᵒ 42; — Rochelt, *Wiener med. Presse*, 1886, p. 1235; — Zielewicz, *Deutsch. med. Woch.*, 1887, p. 238; — Korobkin, in Fabricant, *Chir. Viestnik*, 1894, p. 763, obs. 28.

par son état général d'une intervention; une seule fois et un seul jour il a pu localiser le siège probable des lésions.

OBSERVATIONS DE GANGRÈNE PULMONAIRE

TRAITÉES CHIRURGICALEMENT ET DANS LESQUELLES LE SIÈGE EXACT DE LA LÉSION N'A PU ÊTRE EXACTEMENT DÉTERMINÉ

Obs. 5. — Foyer de gangrène diagnostiqué au niveau de la 9e côte et trouvé, à l'opération, au niveau de la 8e.

Obs. 22. — Ouverture d'une petite caverne dans laquelle vient se vider deux jours après la grande cavité gangreneuse.

Obs. 27. — Caverne diagnostiquée dans le 3e espace intercostal. Elle siégeait dans le deuxième.

Obs. 35. — Caverne diagnostiquée dans le 9e espace intercostal. Siégeait exactement dans le 8e.

Obs. 37. — Incision d'une petite cavité siégeant à la base. La cavité principale siégeant au sommet fut méconnue.

Obs. 38. — Ponctions multiples négatives. Petite cavité ouverte, mais la grande cavité, située au-dessus, fut méconnue.

Obs. 41. — Une incision est faite dans le poumon jusqu'à 5 cent. de profondeur, sans rencontrer le foyer gangreneux qui s'ouvrit heureusement dans ce trajet 2 jours après.

Obs. 50. — Une première pneumotomie incisa une cavité gangréneuse de la base. Les accidents persistèrent. Une deuxième pneumotomie pratiquée dans le voisinage de la première, en un point où l'on avait diagnostiqué une caverne, fut absolument négative.

Obs. 57. — Ouverture d'une caverne accessoire; à l'autopsie, on trouva une grosse cavité du sommet non ouverte.

J'espère que la merveilleuse découverte de Rœntgen permettra de reculer les limites de notre exploration et de localiser d'une façon mathématique ces cavernes, et cependant la radiographie m'a donné un résultat négatif dans un cas récent. Il est probable que c'est surtout dans la localisation d'un foyer occupant la partie supérieure, moyenne et externe du poumon qu'elle donnera les plus précieux renseignements.

La ponction exploratrice est un moyen plus précis, elle a pu indiquer le siège et la nature de la lésion dans les deux tiers des cas. Lorsque le foyer septique n'est pas ouvert dans les

bronches, elle a permis une analyse histologique et bactério-
logique du liquide retiré; elle peut donc rendre de grands
services. Elle a été pratiquée dans deux circonstances, soit à
titre de renseignement alors que rien n'est décidé comme opération, soit comme un des temps de cette opération elle-même,
quand, la paroi thoracique incisée, on arrive sur le poumon.
Mais ces résultats positifs sont loin de constituer une règle. Les
observations montrent qu'elle est rarement mise en défaut dans
l'exploration des *vastes* cavernes; si j'en excepte les observations de Openchowski (obs. 43), Smith (obs. 63 et 58), Mackay
(obs. 38), Jayle et Raffray (obs. 28). Il est bien rare dans ces cas
que les autres moyens ne soient alors amplement suffisants.
Mais elle peut donner un faux renseignement si le pus est
très épais ou grumeleux; il faudrait alors augmenter le
diamètre de l'aiguille qui ne serait plus inoffensive. Les
petites collections peuvent lui échapper, soit que l'aiguille
passe à côté (obs. 38, 58, 63), soit qu'elle ne pénètre que dans
une petite cavité et non dans le foyer principal, soit enfin
qu'elle se coiffe de la paroi de l'abcès sans le perforer. Il
semble que par le *nombre des ponctions* on puisse suppléer
à cette insuffisance; aussi nous voyons la mention « plusieurs
ponctions » souvent signalée (obs. 39, 50, 46, 57, 22).

Sur 34 observations suffisamment détaillées, nous trouvons :

$$
\left.
\begin{array}{lr}
\text{Ponctions positives} & 23 \\
\text{Ponctions négatives} & 6 \\
\text{Ponctions multiples} & 5
\end{array}
\right\} 34
$$

Nous n'attachons qu'une importance de second ordre à ce
moyen employé à titre diagnostic. Son emploi est plus justifié
pendant l'opération même, au moment où l'on aborde le poumon. La ponction permet alors de parfaire le diagnostic et le
trocart laissé en place sert de guide à l'instrument tranchant.
Si même il était cannelé à la Guersant, comme celui que
j'avais appliqué autrefois à l'ouverture des collections rénales,
il pourrait devenir un véritable conducteur. Dans un cas d'un

diagnostic difficile, Hofmokl ne s'est pas contenté de faire la ponction, il a injecté du bleu de méthyle au niveau de la caverne, le malade a rendu immédiatement des crachats colorés en bleu.

Les limites et les dimensions du foyer doivent être établies pour pouvoir l'aborder par la voie la plus directe et l'inciser au point déclive. Elles peuvent être soupçonnées par les phénomènes d'auscultation et par la quantité d'expectoration; là encore l'erreur est fréquente car un petit foyer provoque souvent une sécrétion bronchique de voisinage très abondante. Les opérations ont montré à quelle difficulté on peut être en but. Grube (obs. 22), Oehler (obs. 41) incisèrent le poumon jusqu'à cinq ou six centimètres de profondeur sans trouver la cavité, qui existait cependant puisqu'elle s'ouvrit spontanément dans le trajet opératoire deux jours après.

La question *d'étiologie,* elle-même doit entrer en ligne de compte dans le diagnostic, car c'est elle qui commande dans une large mesure le *pronostic opératoire.* Les gangrènes *méta-pneumoniques* sont de beaucoup les moins graves, au contraire celles qui succèdent à une bronchiectasie sont d'un pronostic plus sévère et peuvent nous faire hésiter. Cette hésitation équivaut presque à un refus d'intervention quand il s'agit de ces phlegmasies gangreneuses consécutives à un *rétrécis-sement de l'œsophage,* ou à une opération sur la bouche ou le pharynx. La virulence du poison, l'état général précaire du sujet, l'extension rapide et la bilatéralité des lésions, rendent alors notre intervention inutile. Les opérés des obs. 31 et 44 sont morts et j'ai failli augmenter le nombre de ces désastres. Chez un homme atteint de rétrécissement œsophagien probablement néoplasique, que j'ai vu en consultation avec le professeur Dieulafoy et le Dr Charrier, il existait depuis trois jours un foyer gangreneux à la base du poumon droit. On discutait l'indication opératoire, quand quelques râles sous-crépitants à la base gauche firent remettre la décision à douze heures plus tard. Les lésions du côté gauche s'étaient alors accentuées et 48 heures après, le malade succombait à cette double broncho-pneumonie. Toutes les opérations pour gangrène pulmonaire ne sont donc pas comparables et je ne puis les envisager en bloc. Les gangrènes *aiguës* circonscrites, frappant un organe dont le reste du parenchyme a conservé sa vitalité normale, attaquant un foyer dont les parois réagiront facilement, mais atteignant un sujet au déclin d'une maladie aiguë grave, comportent des indications d'opportunité opératoire et un pronostic bien différent de celui de ces foyers sphacéliques greffés sur une ancienne bronchiectasie ou une caverne tuberculeuse dans un poumon sclérosé, sur un sujet déjà âgé et septicémique depuis longtemps. La putridité est le seul phénomène commun à ces deux variétés. Nous grouperons donc les faits publiés sous deux chefs : les *abcès gangreneux aigus*, les *abcès gangreneux chroniques* dont je rapprocherai les accidents consécutifs aux corps étrangers des bronches. Je ne me dissimule pas l'insuffisance de cette classification, je sais qu'elle est artificielle. Certains faits sont sur la limite de ces deux états, ce sont des épisodes aigus d'une infection chronique. Sans doute une classification basée sur l'étiologie même de la gangrène serait préférable, mais elle multiplierait les divisions et ne permettrait pas une vue d'ensemble ; elle reprendra d'ailleurs tous ses droits au point de vue du pronostic.

Si le diagnostic est particulièrement difficile, les observations sont uniformes sur *l'indication opératoire*. La persistance ou la recrudescence d'accidents septiques imputables à l'évacuation insuffisante d'une gangrène pulmonaire, accidents menaçant l'état général du malade, ont été les causes de l'intervention. Au drainage bronchique insuffisant, nous substituons le drainage chirurgical. Cette opportunité opératoire est essentiellement variable suivant le siège du foyer, l'acuité des accidents, leur cause, leur évolution. Les gangrènes du sommet sont plutôt menaçantes et réclament une intervention précoce. De même les accidents gangreneux consécutifs à la pénétration de matières alimentaires et par ruptures partielles de l'œsophage sont généralement si aigus que l'opération est toujours faite trop tardivement. Au contraire, la *bilatéralité* et la multiplicité des lésions, les signes d'une méningite ou d'un *abcès cérébral* peuvent créer une contre-indication à la pneumotomie. Si l'absence d'adhérences pleurales assombrit le pronostic, elle ne peut conduire à l'abstention. Le seul fait à retenir des observations publiées c'est que la *précocité de l'intervention* est un des gages les plus nets du succès opératoire et thérapeutique. Les faits sur ce point sont absolument démonstratifs, et nous devons bien établir que la *multiplicité pré-opératoire des foyers*, témoignage d'une opération trop tardive, porte les plus lourdes responsabilités dans les décès post-opératoires rapides (11 cas).

L'*intervention chirurgicale* dans la gangrène pulmonaire est actuellement représentée par l'ouverture large du foyer, l'extraction des séquestres du poumon et le drainage. La pratique des différents chirurgiens ne diffère que par des détails de technique. Cette notion n'a pas été universellement admise. Dès 1873, les travaux de W. Koch montraient quel parti on pouvait tirer dans ces cas de la galvanopuncture. Mosler, vers la même époque, conseille de pratiquer des *injections* de perchlorure de fer, de teinture d'iode, de solution phéniquée. Fraentzel ([1]) insistait plus récemment sur les ponctions capillaires avec injections interstitielles d'iode ou d'acide phénique; cependant le malade ainsi amélioré dut être opéré plus tard par pneumotomie. Les récents succès de Hevelke ([2]) ont donné un regain d'actualité à la question. Ce dernier injecte une solution alcoolique de thymol à l'aide de la seringue de Pravaz; et récemment mon collègue Chauffard nous recommandait l'emploi des injections de naphtol. Les résultats ainsi obtenus sont encourageants, et ce moyen peut être appliqué à des cas bénins ou même à des malades atteints de petits foyers multiples qui ne sont pas justiciables de la pneumotomie.

([1]) Fraentzel, *Congrès de Hambourg*, 18 octobre 1882.
([2]) Hewelke. *Munchen. med. Woch.*, 1891, p. 266.

La *ponction au gros trocart*, que de Cérenville préconisait en 1885, ne présente à son actif que deux cas avec une guérison ; elle expose aux mêmes dangers qu'une incision sans en avoir les avantages de large évacuation et d'exploration possible du foyer.

L'anatomie pathologique explique l'insuffisance générale des moyens dont nous venons de parler. On trouve le plus souvent, au centre des foyers gangreneux, des débris pulmonaires, véritables séquestres infects, noirâtres, tantôt membraneux, tantôt globuleux, pouvant atteindre le volume du pouce et même représenter les deux tiers du lobe inférieur du poumon. De pareilles masses ne peuvent être éliminées par le drainage bronchique, et les injections antiseptiques sont insuffisamment pénétrantes pour neutraliser leur toxicité. Le drainage lui-même peut être en défaut, si j'en crois mon expérience, pour s'opposer à l'action septicémique de ces séquestres ; leur extraction seule fait tomber la fièvre.

La pneumotomie appliquée à la gangrène pulmonaire présente à son actif au moins 74 observations, elle nécessite une thoracotomie large qui permettra une incision suffisante du poumon. Les observations prouvent bien que cette opération préliminaire doit être d'autant plus étendue que la localisation du foyer pulmonaire est moins franche, que la présence des adhérences est moins probable, que les lésions sont plus étendues et plus anciennes. Plus les difficultés à prévoir sont nombreuses, plus vaste et plus libre doit être le champ d'action. L'ouverture large et le drainage du foyer constituent la méthode générale de traitement de la gangrène. Je renvoie au chapitre de la pneumotomie pour ce qui a trait aux principes mêmes de l'opération et je ne fais que rappeler ici les conditions particulières d'antisepsie indispensables en face d'un foyer particulièrement virulent. L'incision pulmonaire au thermocautère prend ici une réelle valeur.

La virulence spéciale de la gangrène et l'inoculation possible de la séreuse nécessitent de grandes précautions, et la présence ou l'absence d'adhérences pleurales prend une importance capitale. J'ai étudié longuement la conduite à tenir dans les cas où la symphyse des deux feuillets pleuraux fait défaut (p. 8), avec la majorité des opérateurs et le professeur Terrier (¹), je me rallierai à la pneumotomie immédiate. Si les adhérences font défaut, la plèvre est libre, je crois qu'il faut réunir les feuillets par la suture. Ces adhérences sont heureusement la règle. Sur 74 cas, elles étaient intimes dans 54; elles manquaient au point attaqué mais elles existaient dans son voisinage immédiat 14 fois; dans 6 cas seulement la plèvre était libre. Le foyer ouvert, la multiplicité si fréquente des lésions impose leur recherche minutieuse, et dans un cas nous avons pu affirmer pendant l'opération cette multiplicité en nous basant sur ce que les mucosités très sanglantes et l'hémorragie par la plaie ne concordaient pas avec l'aspect uniforme du pus rendu par la bouche, et sur ce second caractère : l'incision large du foyer n'était pas accompagnée d'aspiration ou d'expiration d'air à travers son ouverture.

ADHÉRENCES PLEURALES

LACHES, INSUFFISANTES OU INCOMPLÈTES

Obs. 5. — Adhérences partielles reconnues par l'incision de la plèvre pariétale et l'exploration digitale.

Obs. 12. — Adhérences insuffisantes, pneumothorax limité; suture du poumon à la plèvre pariétale; malgré cette suture, pleurésie purulente 8 jours après et pyopneumothorax le 16ᵉ jour. Le malade guérit.

Obs. 19. — Adhérences insuffisantes. Traitement par le procédé de Quincke. Pneumotomie 5 jours après le début des applications de pâte de chlorure de zinc. Mort avec pleurésie purulente et hémorragique enkystée.

Obs. 32. — Adhérences partielles. Suture des plèvres pariétale et viscérale.

Obs. 37. — Adhérences partielles peu étendues au niveau du foyer gangreneux. Le décollement pleuro-pariétal fut insuffisant, la pleurotomie seule permit de les reconnaître. Suture des plèvres après ouverture du foyer gangreneux.

(¹) TERRIER, *Chirurgie de la Plèvre et du Poumon*, Paris, 1897, p. 70.

Obs. 40. — Pneumothorax limité sans gravité.

Obs. 45. — Adhérences lâches n'ayant provoqué ni accident immédiat, ni accident consécutif.

Obs. 59. — Adhérences incomplètes à la partie inférieure de l'incision. La cavité pleurale fut protégée par un tampon. Guérison sans incident.

Obs. 63. — Adhérences partielles traitées par le procédé de Quincke.

Obs. 65. — Adhérences insuffisantes. Suture des plèvres et néanmoins pleurésie purulente consécutive qui nécessite l'empyème.

Obs. 68. — Adhérences partielles cherchées et reconnues par décollement pleuro-pariétal.

Obs. 69. — Adhérences partielles cherchées et reconnues par décollement pleuro-pariétal.

Obs. 71. — Adhérences partielles reconnues par le décollement pleuro-pariétal.

Obs. 74. — Adhérences insuffisantes. Pyopneumothorax consécutif mortel.

OBSERVATIONS DE GANGRÈNE PULMONAIRE

DANS LESQUELLES IL N'EXISTAIT PAS D'ADHÉRENCES PLEURALES

Obs. 2 (Tab. E). — (Corps étranger). Le contenu de la cavité gangreneuse fit irruption dans la plèvre. Pleurésie purulente mortelle.

Obs. 14. — Le diagnostic avait été posé, mais l'opération est rapportée avec trop peu de détails pour pouvoir être utilisée.

Obs. 29. — Absence d'adhérences constatée avant l'incision de la plèvre. Tamponnement de la plaie avec la gaze iodoformée. Pneumotomie 5 jours après. Adhérences encore insuffisantes en haut.

Obs. 41. — Pneumothorax total pendant l'opération qui fut abandonnée et reprise 4 semaines après; il y avait alors des adhérences.

Obs. 46. — Absence des adhérences diagnostiquée. Traitement par le procédé de Quincke.

Obs. 67. — Pneumothorax total pendant l'opération. La caverne gangreneuse ne fut pas ouverte, l'exploration du poumon étant devenue impossible.

Différents *accidents peuvent survenir pendant l'opération.* Ils n'ont, dans les pneumotomies pour gangrène, rien de particulier. Les hémorragies pariétales souvent abondantes mais toujours faciles à arrêter n'ont aucun intérêt. Quant aux *hémorragies pulmonaires*, elles ont bien rarement gêné l'opération et nécessité le tamponnement (obs. 27). Le pneumothorax est plus fréquent. Les adhérences trop lâches se désunissent ou elles ne sont pas suffisamment étendues, et sous l'influence de l'ouverture du foyer et de la décompression consécutive, la plèvre est ouverte (obs. 12, 74). Dans ces cas, il faut, comme nous l'avons déjà dit p. 25, harponner le poumon et le fixer à la plaie pariétale, puis drainer le sinus costo-diaphragmatique. L'incision pulmonaire peut passer à côté du foyer et n'ouvrir qu'une cavité accessoire; dans ces conditions, le drainage de la plaie opératoire peut faire appel à la suppuration, et la cavité principale se vide plus ou moins complètement dans le trajet ainsi formé (obs. 20, 22, 52). Il faut tenir compte de ces faits pour ne pas prendre au tragique les incisions blanches. Dans un cas qui m'est personnel, l'affaissement du poumon provoqué par le pneumothorax pendant l'opération (obs. 67) et l'évacuation de vive force par les voies naturelles du foyer pulmonaire ont pu jouer un rôle favorable.

Le traitement *post-opératoire* diffère un peu dans ces excavations pulmonaires de celui que nous employons en chirurgie générale. Le premier tamponnement sera laissé aussi longtemps que l'état général le permet: la fréquence et la gravité des hémorragies commandent cette pratique. Les deux complications graves, après une pneumotomie pour gangrène, sont la *toux persistante et les hémorragies secondaires* [1]. La première est due à la pénétration dans les bronches du drain ou de la mèche du tamponnement de la cavité, le fait est actuellement indiscutable. Il suffit d'enfoncer ou de retirer le drain de quelques millimètres pour provoquer ou arrêter la toux.

---

[1] Complications post-opératoires :

Hémorragies : 9 cas { (obs 5, 35, 40, 50. 26) non mortelles.	5	cas.
(obs. 69, 70, 58, 72) mortelles	4	—
Rechutes ayant nécessité une deuxième intervention (obs. 75, 58. 15).	5	—
Pyopneumothorax (obs. 12, 74).	2	—
Pleurésie purulente (obs. 12, 65, 21, 2 (corps étrangers)	4	—

Fræntzel est arrivé expérimentalement à des conclusions ana-
logues. *Les hémorragies* au contraire constituent une complication de la plus haute gravité par leur abondance et par les
difficultés de l'hémostase : j'en relève 9 cas dont 4 mortels. Ces
hémorragies s'expliquent bien par l'anatomie pathologique
des vaisseaux que mon élève Latruffe (¹), sous la haute direction
de mon collègue Letulle, vient d'étudier minutieusement sur
ma demande. L'accident se produit en général pendant un
pansement, ou à la suite d'un effort. Le sang expulsé est rouge
vif, il s'écoule par la plaie ou par la bouche. Dans les cas
heureux de Priestley Leech (obs. 55), de Northrup et Mc Cosh
(obs. 40), de Bull (obs. 8), de Philipp et Nash (obs. 50), de
Herrlich (obs. 26), l'hémorragie a pu être arrêtée et les
malades ont guéri ; mais dans les cas de Tuffier (obs. 69 et 70),
de Mackay (obs. 58), de Walsham (obs. 72), la mort s'ensuivit
avec une rapidité que l'abondance du sang perdu n'explique
même pas. Il s'y joint sans doute l'obstruction brusque des
bronches et peut-être une excitation spéciale des terminaisons
du pneumogastrique. Le tamponnement de la plaie pratiqué
par Herrlich mit fin à une hémorragie survenue quelques
heures après la pneumotomie ; mais j'ai vu succomber ainsi
un malade au cinquième jour d'une opération, sans qu'aucun
moyen hémostatique ait eu chance de succès. Le débridement
large de la plaie après compression digitale serait à conseiller
dans ces cas ; peut-être même pourrait-on tenter la compression temporaire du pédicule du poumon ; mais de pareilles
manœuvres au milieu d'un champ opératoire infecté, sur un
malade asphyxiant et avec une hémorragie si abondante, n'auraient qu'une chance bien minime de succès. C'est donc à
prévenir cet accident qu'il faut s'évertuer ; un tamponnement
antiseptique bien maintenu et prolongé aussi longtemps que
le permet l'état général du sujet semble alors le meilleur
moyen, j'y ai eu recours dans mes deux dernières interven-

(¹) LATRUFFE, *Th. Paris*, 1897. Des hémorragies dans la gangrène pulmonaire.

tions. Le *frottement d'un drain trop rigide* et l'usure consécutive d'un vaisseau auraient provoqué l'hémorragie mortelle du malade de Walsham : il y a donc là une indication de se servir de drain parfaitement souple et s'adaptant exactement à la paroi de la cavité. Cette précision peut être atteinte si l'on a pu se rendre compte, par l'éclairage, du siège et de la profondeur de la cavité. Un simple miroir frontal suffit, j'ai employé également l'éclairage intérieur au moyen d'une petite lampe électrique montée sur un fil, introduite dans la caverne, dans un cas même, je me suis servi d'un cystoscope de Nitze, faute d'autre instrument; et je ne saurais trop recommander cette pneumoscopie, autant pour l'étude de la cavité gangreneuse récente que pour la surveillance de sa cicatrisation.

La question des *lavages* n'est plus guère discutée. De plus en plus, on est réservé à leur endroit[1] et plusieurs des chirurgiens qui les ont employés ont semblé ne pas se douter des dangers qu'ils faisaient courir à leurs malades. Sur 19 observations suffisamment détaillées, 5 fois les lavages ont provoqué des accès de toux pénibles et dangereux; de plus, ils sont susceptibles, par l'irrigation bronchique, d'entraîner des particules gangreneuses et de les greffer. La composition du liquide désinfectant importe peu, c'est l'évacuation large du foyer, l'ablation des séquestres, qui doivent assurer la libre évacuation du contenu septique. Si la cavité ne communique pas avec les bronches, il n'y a aucun inconvénient à l'irriguer au sublimé tiède. Si elle communique avec une grosse bronche, il vaut mieux s'abstenir de lavage. Les antécédents du malade, un simple essai avec une solution boriquée, l'introduction d'une sonde provoquant la toux, les traces de poudre d'iodoforme dans l'expectoration, la sortie de l'air par la plaie pendant les efforts du malade, lèveront tous les doutes à cet égard. Les dangers de ces irrigations ont fait proposer

---

[1] Terrier, *Chirurgie de la Plèvre et du Poumon*, Paris, 1897, p. 71.

les antiseptiques en poudre, simple, ou composée à base d'iodoforme.

Une complication plus fréquente dans les suites opératoires est constituée par l'*élévation permanente de la température*. Les accès fébriles sont continus, généralement à grandes oscillations. Suivant leur époque d'apparition, ils indiquent : ou qu'un foyer a été méconnu, ou que l'évacuation est insuffisante dans la plaie, ou qu'un foyer secondaire s'est manifesté. Ainsi chez un de mes malades qui présentait ces accidents secondaires, après avoir épuisé la gamme des liquides et des poudres antiseptiques, j'ai ouvert plus largement le foyer et j'ai trouvé dans la caverne deux débris de gangrène; la température tomba le lendemain de cette évacuation. Chez un autre, la fièvre résista également à l'antisepsie, et l'autopsie nous montra plusieurs foyers pulmonaires secondaires. La dilatation et l'exploration du trajet pulmonaire s'imposent dans ces circonstances. Cette conduite a permis dans deux cas (obs. 15 et 58) d'arrêter les accidents, et un foyer de voisinage a été ainsi ouvert par White (obs. 75) avec plein succès.

Les premiers *résultats* donnés par l'opération sont la diminution de la toux, de l'expectoration, et la disparition de la fétidité des crachats, enfin la chute de la température. Souvent ce résultat est obtenu de suite, plus souvent les accidents s'amendent quotidiennement, mais il est rare que le malade reste complètement apyrétique jusqu'à sa guérison. Quelques poussées fébriles durant 24 ou 48 heures sont fréquentes, une nouvelle fétidité passagère des crachats témoigne d'une évacuation ou d'une antisepsie insuffisantes. Les faits tendent à montrer que cette fétidité par stagnation est bien combattue par l'évacuation et surtout par l'aération et la ventilation. Le simple fait du passage de l'air dans la cavité suffit à annihiler l'action des microbes saprophytes, car, dans un cas d'Hofmokl, le débridement de la fistule ne donna pas issue à un écoulement purulent plus abondant, l'expectoration n'augmenta pas de quantité et cependant la fétidité disparut. Les moyens médicaux et surtout l'hyposulfite de soude sont également de mise contre ces incidents.

La *guérison* est toujours *lente*, et il ne faut pas hâter la suppression du drain. L'affaissement du thorax, l'exploration du trajet et de l'ancien foyer montrant qu'il n'y a plus de cavité, l'absence de communication avec les bronches, la faible quantité de pus et des essais d'une durée courte, précéderont cette ablation définitive qui, trop précoce, a nécessité des opérations secondaires. Aucune limite fixe ne peut être assignée à cette guérison; les plus rapides succès ont été obtenus en un mois, les plus lents en 9 à 10 mois; six semaines suffisent en général.

Au point de vue du *pronostic immédiat, et éloigné, l'étiologie* de la gangrène joue un rôle important [1]. Les gangrènes aiguës consécutives à des phlegmasies de l'appareil respiratoire guérissent beaucoup plus vite que celles qui accompagnent les dilatations bronchiques, et tous les malades guéris en quelques semaines appartiennent à cette variété tandis que c'est pendant 1 an, 14 et 18 mois, que le drainage a dû être maintenu dans les gangrènes chroniques. Quant aux gangrènes par embolie, au cours d'une septicémie et principalement d'une infection puerpérale, leur pronostic est encore plus réservé. (Voir p. 130 tableau.)

[1]

		Guérisons . . 39	
	Affection inflammatoire du poumon.	Morts. 15	55
		Amélioration. 1	
	Bronchiectasie.	Guérison. . . 1	4
		Morts 3	
GANGRÈNE	Corps étrangers.	Guérison. . . 1	2
CONSÉCUTIVE		Mort. . . . : 1	
	Embolie.	Guérisons . . 2	7
A UNE		Morts 5	
	Plaie de poitrine.	Guérison . . . 1	1
		Mort. 0	
	Perforation de l'œsophage.	Guérison. . . 0	2
		Morts 2	

Les résultats opératoires pris en bloc ont été les suivants :

RÉSULTATS OPÉRATOIRES

$$\text{Ponction au gros trocart.} \ldots \begin{cases} \text{Guérisons.} \ldots \ldots & 1 \\ \text{Mort.} \ldots \ldots \ldots & 1 \end{cases} \Bigg\} \ 2$$

$$\text{Pneumotomies..} \begin{cases} \text{Guérisons.} \ldots \ldots & 42 \\ \text{Morts.} \ldots \ldots \ldots & 29 = 40\,°/_0 \\ \text{Résultat inconnu.} \ldots & 1 \end{cases} \Bigg\} \ 72$$

La mortalité *opératoire* très élevée de la pneumotomie par gangrène pulmonaire s'explique aisément si l'on recherche avec soin les causes des décès. (Voir tableau p. 130.)

7 fois il existait des *lésions des deux poumons* à l'autopsie, lésions gangreneuses dans 6 cas, lésions de pneumonie dans le septième. 4 malades ont succombé avec des foyers gangreneux multiples, mais siégeant dans un seul poumon. 4 autres sont morts sans que le foyer gangreneux principal ait pu être localisé d'une façon précise et sans que la pneumotomie ait pu ouvrir autre chose qu'un foyer d'importance secondaire. 4 fois c'est une complication du côté des centres nerveux, abcès cérébral, embolie ou méningite qui a causé la terminaison fatale. Enfin l'hémorragie secondaire, sur les dangers de laquelle nous avons insisté, est responsable de 4 autres décès. Chez plusieurs des malades qui ont succombé aux suites de l'intervention chirurgicale, les accidents gangreneux dataient de plusieurs semaines, voire même de plusieurs mois. (V.p.130.)

Les résultats éloignés qui constituent en somme le but unique de notre thérapeutique sont également différents suivant qu'il s'agit d'un abcès gangreneux aigu ou d'une gangrène ancienne greffée sur des accidents chroniques. A cet égard mes documents sont assez pauvres : les très rares observations utilisables (13 cas) montrent que là encore l'étiologie de la gangrène joue un rôle important. Les accidents gangreneux greffés sur des dilatations bronchiques anciennes donnent des résultats définitifs qui laissent à désirer. Les gangrènes méta-pneumo-

OBSERVATIONS	ÉTIOLOGIE	DÉBUT	ÉPOQUE DE LA MORT	CAUSES DE LA MORT
5	Septicémie post-opératoire . .	1 mois.	14 heures	Septicémie. Thrombose d'une veine pulmonaire. Embolie de la sylvienne.
7	Broncho-pneumonie	5 mois.	7 jours.	Pneumonie du côté opposé.
10	Broncho-pneumonie	3 semain.	6 jours.	Opération faite *in extremis*. Rein granuleux.
11	Bronchiectasie.	4 semain.	qq. heur.	Opération faite *in extremis*. Gangrène aiguë greffée sur dilatations bronchiques.
14	Broncho-pneumonie	14 mois.	1 mois.	Gangrène chronique. Foyers multiples (petites cavités).
18	?	?	?	Gangrène de l'autre poumon.
19	Broncho-pneumonie	2 mois.	16 jours.	Pleurésie purulente et hémorragique. Septicémie.
25	Embolie. Infection puerpérale.	6 jours.	5 jours.	Septicémie.
28	Broncho-pneumonie	15 jours.	4 jours.	Septicémie. Épuisement.
38	Infection puerpérale.	5 semain.	5 jours.	Septicémie.
54	?	?	?	Gangrène de l'autre poumon.
56	Broncho-pneumonie	?	2 jours.	Épuisement (ce malade était paralytique général).
57	Broncho-pneumonie	8 jours.	2 jours.	Grande cavité du sommet non ouverte.
58	Affection pulmonaire aiguë . .	6 semain.	?	Hémoptysie. Une cavité non ouverte.
44	Perforation de l'œsophage . .	5 semain.	13 jours.	Cavité énorme ayant détruit les 2/5 du poumon.
46	Bronchiectasie.	»	»	Foyers multiques. On mit un mois à ouvrir deux cavités (Quincke).
51	Pneumonie grippale	1 an 1/2	1 h. 1/2	Foyers multiples dont un seul fut ouvert. Gangrène de l'autre poumon.
55	?	10 mois.	5 jours.	Foyers multiples. Pleurésie purulente. Méningite.
57	Bronchiectasie.	Plus.sem.	10 jours.	Foyers multiples et bilatéraux.
60	Typhus. Embolie.	5 semain.	13 jours.	Foyers multiples dont un seul fut ouvert. Gangrène de l'autre poumon.
61	Broncho-pneumonie	?	51 jours.	Mort subite (?).
62	Broncho-pneumonie	2 mois.	8 jours.	Cachexie.
65	Bronchite et pleurésie	?	3 m. 1/2	Pleurésie et péricardite purulentes.
66	Pneumonie consécutive à traumatisme.	5 mois.	16 heures	Opération faite *in extremis*.
68	Pleuro-pneumonie	5 mois.	15 jours	Méningite.
69	Broncho-pneumonie	6 semain.	6 jours.	Hémorragie secondaire.
70	Broncho-pneumonie	5 semain.	5 jours.	Hémorragie secondaire.
72	Pneumonie infectieuse par aspiration debout.	7 semain.	5 semain.	Hémorragie par pression du drain.
74	Corps étranger du larynx . . .	?	14 jours.	Foyers multiples et bilatéraux. Pyo-pneumothorax. Thrombose des jugulaires et œdème cérébral.

niques, au contraire, guérissent rapidement et définitivement surtout si elles sont opérées hâtivement (obs. 20, 50, 52, 56). Et je note que chez tous les opérés qui ont eu des rechutes ou qui ont présenté des complications consécutives, le début des accidents remontait à plusieurs mois ou même à plusieurs années (obs. 18, 29, 40, 41, 43). La persistance d'une *fistule* est également le fâcheux privilège des gangrènes chroniques (obs. 41-50) compliquant la dilatation bronchique; dans ces mêmes cas la convalescence peut être troublée par de nouveaux accidents gangreneux (Duret, obs. 15).

L'aplatissement du thorax et la scoliose sur lesquels insistent nos collègues anglais ne sont ici que légers (deux malades revus trois mois et demi et deux ans après l'opération), et on ne peut guère leur donner l'importance qu'ils acquièrent justement dans les empyèmes.

La conclusion s'impose; l'intervention chirurgicale elle-même n'est pas grave, mais la maladie causale est meurtrière. C'est surtout l'époque trop tardive de nos interventions qui est la cause des insuccès thérapeutiques. Espérons que la clarté des indications ci-dessus deviendra un pressant appel à nos collègues de médecine et qu'ils nous présenteront des malades capables de bénéficier d'une opération relativement efficace contre une aussi grave maladie. La pneumotomie pour gangrène mérite donc de rester au premier rang des opérations de chirurgie pulmonaire, et je ne doute pas que devenue précoce, elle ne nous réserve des succès d'autant plus indiscutables que la maladie première est de la plus haute gravité.

N°	INDICATIONS BIBLIOGRAPHIQUES	SEXE / ÂGE	NATURE ET FORME DE LA MALADIE	DÉBUT	ÉTIOLOGIE	SIÉGE	SIGNES CAVITAIRES	ADHÉRENCES PLEURALES	PONCTION	INCISION	RÉSULTAT OPÉRATOIRE	RÉSULTAT ÉLOIGNÉ	AUTOPSIE
1	Andrews, in Mollixon, thèse de Paris, 1897, p. 71, obs. 2.	H 42 ans.	Abcès gangreneux.	14 sem.	Pneumonie.	Base gauche en avant et latéralement.	Pas de signes cavitaires.	Adhérences.		Résection de 8 cent. de la 5e côte sur la ligne axillaire. Ponction aspiratrice. Pus à 8 cent. de profondeur. Incision et curettage de la cavité. (Pendant l'opération, syncope causée par thrombus formé par du tissu pulmonaire, sphacélé obturant le larynx.)	Amélioration (le malade, perdu de vue, avant la guérison complète).		
2	Andrews, in Mollixon, thèse de Paris, 1897, p. 73, obs. 5.	H 24 ans.	Abcès gangreneux.	2 ans.	Pneumonie.	Lobe inférieur gauche.	Signes cavitaires.	Adhérences.		Résection de 6 cent. de deux côtes sur la ligne axillaire. Incision du poumon au bistouri. Cavité à 4 cent. de profondeur contenant du tissu pulmonaire nécrosé. Pansement iodoformé.	Guérison rapide.	Guérison maintenue. Mort 2 ans après. Syph. cérébr. probable.	
3	Bastianelli. Boll. di soc. Lanc. d. osp., Roma, 1889-90, t. X, p. 35.	F 34 ans.	Gangrène aiguë.	1 mois.	Septicémie consécutive à une ovariotomie.	Base droite, ligne axillaire.				Résection des 5e et 6e côtes sur la ligne axillaire. Ponction. Cavité située à 1 cent. 1/2 de profondeur. Lavage de la cavité. Syncope. Tamponnement.	Mort 14 h après. Coma. Hémiplégie gauche.		Embolie de la sylvienne. Thrombose d'une veine pulmonaire.
4	Bazy, *Soc. de chirurgie*, 1897, p. 67.		Gangrène.					Adhérences.		Pneumotomie. Extract. de 32 grammes de lambeaux pulmonaires sphacélés.	Inconnu.		
5	Bazy, *Congrès de chirurgie*, 1895, p. 69.	H 20 ans.	Gangrène.			Base droite.		Adhérences partielles.		Incision de 10 cent. parallèle à la 9e côte qui est réséquée ainsi que la 8e (6 cent.). Exploration digitale par une petite incision de la plèvre. Adhérences situées au-dessus de l'incision. 2e incision au-dessus de la 1re. Plèvres adhérentes. Foyer gangreneux à 12 cent. de profondeur.	Guérison en 20 jours.	Mort, 3 à 4 mois après (épilepsie).	
6	Bocchini, *Cent. f. Chirurgie*, 1885, n° 57, p. 508 et *Raccoglitore med.*, 1891, t. II, p. 504, 5e série.	F 27 ans.	Abcès gangreneux du poumon.		Pneumonie.	Sommet droit latéralement.		Adhérences.	Ponction exploratrice positive.	Incision, 9e espace intercostal sans résection costale. Ponction puis pneumotomie. Issue de pus et de débris pulmonaire.	Amélioration.	Obs. communiquée avant la guérison complète.	

N°	Indications bibliographiques	Sexe Âge	Nature et forme de la maladie	Début	Étiologie	Siège	Signes cavitaires	Adhérences pleurales	Ponction	Incision	Résultat opératoire	Résultat éloigné	Autopsie
7	Brookhause, *Lancet*, 1886, t. I, p. 1111.	H 56 ans.	Abcès gangreneux.	5 mois.	Pneumonie bâtarde.	Base gauche en arrière.	Signes cavitaires.	Adhérences.	Ponction avec gros trocart sur ligne axillaire dans le 8e espace intercostal. Lavages quotidiens. Toux.		Mort 7 j. après.		Pneumonie droite.
8	Bull, *Nordiski med. Archiv.*, 1881, t. XIII. p. 2. n° 17, in Ruxxxxx. *Deutsche Arch., f. klin. Med.*, 1887, p. 91.	F 25 ans.	Gangrène.	2 mois.	Broncho-pneumonie aiguë.	Sommet gauche en avant.	Signes cavitaires.		Ponction avec seringue de Pravaz à gauche du mamelon ramène sérosité sanieuse.	Incision de 2 pouces dans le 4e IC, au niveau de la ponction. Dilatation avec une pince quelques jours après. Extraction de fragments de poumon friables. Lavages phéniqués.	Guérison (quelques hémoptysies pendant les semaines suivantes).		
9	Cayley et Gould. *Brit. med. Journal*, janv. 1881, t. I, p. 1045.	F 12 ans.	Gangrène métastatique aiguë.	8 jours.	Pyohémie consécutive à une otite moyenne avec mastoïdite ancienne.	Base gauche en arrière.	Signes cavitaires.		Ponction au gros trocart. Issue de pus et débris de poumon.		Guérison en 40 jours.		
10	Cayley et Lawson. *Brit. M. J.* 1879, t. I, p. 550.	H 40 ans.	Gangrène. État général grave.	5 sem. (14 j.)	Pneumonie de la base gauche.	Base gauche en arrière.	Signes cavitaires.	Adhérences.	Ponction exploratrice positive.	Incision dans le 9e espace intercostal. 5 onces de pus fétide, drainage.	Mort 6 jours après.		Adhérences pleurales totales. Cavité à parois irrégulières. Rein granuleux. Tubercules du sommet droit. Dilatations bronchiques bilatérales. Caverne gangréneuse de la base gauche.
11	De Cérenville et Roux, *Rev. méd. de la Suisse Romande*, 1892, p. 233.	H 55 ans.	Gangrène aiguë.	4 sem.	Bronchiectasie.	Base gauche en avant et ligne axillaire, foyers disséminés.	Signes cavitaires.			Pneumotomie *in extremis*. Résection de la 5e côte. Ligne axillaire, ouverture au thermo d'une grande cavité.	Mort quelques heures après.		
12	De Cérenville et Roux, *Rev. méd. de la Suisse Romande*, 1892, p. 220.	H 18 ans.	Gangrène aiguë.	3 sem.	Grippe en 1889. Bronchite.	Base droite en arrière, angle inférieur de l'omoplate.	Signes cavitaires.	Adhérences partielles.	Ponction, liquide séreux.	Résection de 6 cent. de la 9e côte. Pneumothorax partiel. Poumon attiré avec une pince. Suture immédiate des 2 plèvres. Incision au niveau d'une tache brunâtre qui conduit dans une cavité.	Pleurésie purulente 8 j. après. Ponction. Pus. Pleurotomonie, 16 j. après. Pneumothorax complet. 2e pleurotomie. Guérison.	Revu 9 mois après guéri, « avec excavation sèche inoffensive » (de Cérenville).	

Tableau F.

Gangrène pulmonaire (*suite*).

N°	INDICATIONS bibliographiques	SEXE AGE	NATURE ET FORME de la maladie	DÉBUT	ÉTIOLOGIE	SIÈGE	SIGNES cavitaires	ADHÉRENCES pleurales	PONCTION	INCISION	RÉSULTAT opératoire	RÉSULTAT éloigné	AUTOPSIE
13	Drinkwater, *Trans. of the Northumb. and Durham Soc.*, 15 mai 1884, in *Revue des Sc. méd.*, 1885, t. XXV, p. 300.	H 60 ans.	Gangrène aiguë.	1 mois.	Bronchite ancienne. Pneumonie aiguë.	Sommet droit.		Adhérences.		Incision d'un abcès sous-cutané au-dessus de la clavicule. Drainage d'une cavité pulmonaire à travers l'espace intercostal.	Amélioration. Rechute 3 m. après. Débridement et résection de 1 p. 1/2 de la 3e côte. Ablation d'une partie du poumon gangrené. Drainage et lavages. Guérison sans fistule (9 m.).		
14	Dubrueil, *Gaz. hebd. des Sc. méd. de Montpellier*, 1887, p. 517.	F 25 ans.	Gangrène chronique.	14 m.	Broncho-pneumonie, hémoptysie, pas de bacilles de Koch.	Base droite en arrière.	Signes cavitaires.	Adhérences.	Ponction au trocart fin pour le diagnostic des adhérences.	Incision cutanée au thermo. Résection de 1 cent. 1/2 de la 6e côte. Pneumotomie. Au thermo. Ouverture d'une série de cavernules du volume d'une noisette. Drainage. Lavages boriqués provoquent suffocation et accès de toux.	Mort 1 mois après sans amélioration.		Pas d'autopsie.
15	Duret, *Arch. de médecine*, 1896, t. I, p. 67.	F 24 ans.	Gangrène pulmonaire, chronique.		Bronchiectasie ancienne.	Base droite en arrière.	Signes cavitaires.	Adhérences.	Ponction positive.	Résection costale (3 côtes) 7 à 8 cent. Incision de la plèvre. Adhérences. Pneumotomie. Ouverture d'une caverne du volume d'un œuf de poule dans laquelle s'ouvrent deux bronches. Débridement au thermo. Drainage.	Amélioration. Rechute 9 m. après. Curettage de la cavité, puis contre-ouverture au-dessous du sein. Drainage. Reste fistule que l'on opère avec succès 4 ans après.	Guérison complète 2 ans et 1/2 après la dernière opération.	
16	Fenger et Hollister, in *Therap., Munch. med. Woch*, 1891, p. 8.	H 54 ans.	Abcès gangreneux.		Kyste hydatique suppuré.	Lobe moyen.	Signes cavitaires.		Ponction exploratrice.	Incision du 3e espace intercostal en avant. Contre-ouverture dans le 5e espace intercostal sur la ligne axillaire.	Guérison en 6 semaines.		
17	Fenger, *Med. News*, 7 juin 1884, in *Cent. f. Chirurg.* 1895, p. 200.	H 56 ans.	Gangrène circonscrite.	6 sem.	Pneumonie croupale.	Base droite en avant.	Signes cavitaires.		Ponction seringue de Pravaz. Issue de liquide gangreneux.	Résection de la 5e côte. Ponction de la caverne et incision au thermo. Lavages salicylés, provoquent accès de toux. Drainage.	Amélioration rapide. Drain enlevé le 22e jour, sort 6 sem. après l'opér. avec fistule. Guérison.		

N°°	INDICATIONS BIBLIOGRAPHIQUES	SEXE AGE	NATURE ET FORME DE LA MALADIE	DÉBUT	ÉTIOLOGIE	SIÈGE
18	**Finny**, *Dublin. J. of med. sc.*, 19 janv. 1884, in *Revue des sc.*, 1885, t. XXV, p. 299.	H 50 ans	Cavité gangreneuse et empyème.			Base en arrière.
19	**Freiberg**, *Meditzina*, St-Pétersbourg, 1889, t. I, n° 50, in FABRICANT., *Chir. Viestnik*, 1894, p. 765, obs. 41.	H 26 ans.	Abcès fétide avec hémoptysie.	2 mois.	Pneumonie franche aiguë.	Base gauche en arrière.
20	**Godlee**, *Lancet*, 1887, t. I, p. 512.	F 19 ans.	Abcès gangreneux.	14 jours	Pneumonie datant de 6 semaines. Dothiénentérie 4 m. auparavant.	Base gauche.
21	**Godlee**, *Lancet*, 1887, t. I, p. 513.	F 44 ans.	Abcès gangreneux.	8 jours.	Pleuro - pneumonie datant de 24 jours.	Base droite en avant.
22	**Grube**, in FABRICANT, *Chir. Viestnik*, 1894, p. 765, obs. inédite.	H 42 ans.	Abcès gangreneux (pas de bacille de Koch).	2 ans.	Pneumonie fibrineuse.	Lobe supérieur droit en avant. Thorax rétracté.

SIGNES CAVITAIRES	ADHÉRENCES PLEURALES	PONCTION	INCISION	RÉSULTAT		AUTOPSIE
				OPÉRATOIRE	ÉLOIGNÉ	
			Incision au niveau de l'angle inférieur de l'omoplate.	Mort 5 j. après.		Gangrène diffuse.
Signes cavitaires.	Adhérences douteuses.		Incision en dedans de l'angle inférieur de l'omoplate : suture des plans de l'incision. Résection de la 6e côte. Plèvre épaissie sur laquelle on applique une couche de pâte de Canquoin. Chute de l'escarre le 5e jour. Agrandissement de l'ouverture au thermo, cavité à 5 cent. de profondeur dans laquelle s'ouvrent des bronches. Drainage et gaze iodoformée.	Mort 16 j. après. Septicémie.		Pleurésie purulente et hémorragique. Pneumonie lobaire septique. Adhérences multiples. La cavité a le volume du poing.
Pas de signes cavitaires.	Adhérences.	Ponction exploratrice.	Incision dans le 8e espace intercostal sans résection costale, cavité à 6 cent. de profondeur, drainage.	Guérison. 5 mois 1/2 après, scoliose légère.		
Pas de signes cavitaires.	Adhérences.		Incision dans le 7e espace intercostal au-dessus du mamelon, pas de résection costale. Drainage.	Guér. en 6 semaines apr. ouv. d'un abcès dans le côlon (Quincke hésite entre une gangrène ou une empyème).		
Signes cavitaires.	Adhérences.		Incision du 2e espace intercostal. Ponction exploratrice à la seringue de Pravaz, issue de pus. Incision du parenchyme au thermo, à 6 cent. de profondeur. Petite caverne insignifiante. 5 jours après la grande caverne se vide spontanément par l'incision. Pas de drainage. Mèche de gaze.	Guérison. Quitte l'hôpital 1 mois 1/2 après avec une plaie en voie de cicatrisation.		

Nᵒˢ	INDICATIONS BIBLIOGRAPHIQUES	SEXE ÂGE	NATURE ET FORME DE LA MALADIE	DÉBUT	ÉTIOLOGIE	SIÈGE	SIGNES CAVITAIRES	ADHÉRENCES PLEURALES	PONCTION	INCISION	RÉSULTAT OPÉRATOIRE	RÉSULTAT ÉLOIGNÉ	AUTOPSIE
23	Guermonprez, *Académie de médecine*, 1887, t. XVIII, p. 332.	H 25 ans.	Gangrène.	4 ans.	Fièvre typhoïde	Base.	Signes cavitaires.			Pleurotomie exploratrice. Résection de 2 côtes. Deux pneumotomies.	*Guérison.*		
24	Hagen-Thorn, *Wratch.* 1891 et *Meditsina*, St-Pétersbourg. 1892, t. IV, p.433.	H 52 ans.	Abcès gangreneux.		Pneumonie fibrineuse.	Base droite en avant.	Signes cavitaires.	Adhérences.	Ponction exploratrice. Pus fétide roussâtre.	Incision de 5 cent. dans le 4ᵉ espace intercostal.	*Guérison* en 1 mois.		
25	Harrison, in Quincke *Mitteil. aub. den Grenz...* 1895, t. I, p. 10-11, tab. 1b, obs 1.	F 27 ans.	Abcès gangreneux.	6 jours.	Embolie pulmonaire consécutive à fièvre puerpérale datant de 3 sem.	Base droite en arrière.	Pas de signes cavitaires.	Adhérences.	Ponction exploratrice.	Résection de 4 cent. de la 9ᵉ côte. Ouverture d'une cavité contenant 500 centimètres cubes de pus.	*Mort*, 3 j. après.		Pyémie.
26	Herrlich. *Charité Annal..* 1886. t. XI, p. 250.	F 27 ans.	Abcès pulmonaire, vomique (liquide purulent fétide).	3 sem.	Infection puerpérale.	Base droite en arrière.	Signes cavitaires.	Adhérences.	Ponction aspiratoire positive. Plusieurs ponctions au niveau du bord inférieur de la 9ᵉ côte sans résultat. Ponction positive du 9ᵉ espace intercostal, ligne axillaire.	Résection de 4 cent. de la 9ᵉ côte. Ponction, 3 cent. cubes de pus et caillots fétides. Dilatation du trajet, on tombe dans une cavité du volume du poing à parois irrégulières.	Hémorragie dans la cavité pulmonaire le soir de l'opération. Arrêtée par le tamponnement. Mort 3 j. après.		Métro-péritonite puerpérale et paramétrite. Pneumonie droite et cavité de la base du poumon droit du volume d'un œuf d'oie. Embolie de l'artère pulmonaire. Adhérences solides. Autre foyer de nécrose pulmonaire superficielle de la base droite.
27	Hofmokl, *Wiener klin. Woch..* 1895.	H 25 ans.	Abcès gangreneux. Bronchite putride.	1 mois.	Bronchite dep. 4 ans (travail au milieu des poussières).	Sommet gauche en avant.	Signes cavitaires.	Adhérences.		Incision du 2ᵉ espace intercostal. On ne peut ouvrir la caverne. 6 jours après. Résection de 8 cent. de la 3ᵉ côte. Ponction du poumon au thermo, à la 3ᵉ ponction issue d'air et de crachats, en dilatant le trajet. Hémorragie arrêtée par tamponnement.	Guérison 1 mois 1/2. Sort sans fistule.		

N°	INDICATIONS BIBLIOGRAPHIQUES	SEXE ÂGE	NATURE ET FORME DE LA MALADIE	DÉBUT	ÉTIOLOGIE	SIÈGE	SIGNES CAVITAIRES	ADHÉRENCES PLEURALES	PONCTION	INCISION	RÉSULTAT OPÉRATOIRE	RÉSULTAT ÉLOIGNÉ	AUTOPSIE
28	**Jayle et Raffray**, in Mourt-ox, th. Paris, 1897, p. 105 et *Soc. Anat.*, 1895.	F, 41 ans.	Abcès gangreneux aigu, vomique, crachats putrides.	15 j.	Pneumonie franche aiguë 6 semaines auparavant.	Base droite en arrière.	Signes cavitaires.	Adhérences.	2 ponctions (Pravaz) négatives. Vomique le lendemain.	Incision dans le 8e espace intercostal (anesthésie à la cocaïne). Ponction de la plèvre négative. Incision, une quinte de toux fait sortir de 2 à 3 cuillerées du pus fétide. Lavage au sublimé détermine quinte de toux et vomique. Issue par la plaie, de tissu pulmonaire sphacélé. Deux drains.	Amélioration 5 j. Mort le 4e jour.		Cavité du lobe inférieur droit en arrière, dans laquelle s'ouvrent plusieurs bronches.
29	**Krause**, *Berliner. klin. Woch.*, 1895, p. 547.	H, 36 ans.	Gangrène chronique.	9 mois.	Pneumonie infectieuse.	Base gauche en arrière.	?	Pas d'adhérences.		Résection de 12 cent. des 9e et 10e côtes. Ouverture de la plèvre, pas d'adhérences. Lobe supérieur se rétracte, lobe inférieur reste collé au thorax. Tamponnement à la gaze iodoformée. 5 jours après adhérences suffisantes, sauf en un point (en haut). Ouverture de la caverne ou thorax. Cavité du volume d'une pomme ; fragment de poumon gangrené. 2 drains.	Guérison. La fistule bronchique se ferme 25 j. après.	Revu 5 mois 1/2 après, bien guéri. Un peu de rudesse respiratoire et amplitude du thorax légèrement diminué.	
30	**Krause**, *Berliner klin. Woch.*, 1895, p. 547.	H, 35 ans.	Pleurésie purulente, abcès gangreneux ?	5 mois.	Bronchite et pleurésie droite.	Base droite en avant.		Adhérences.		Résection des 4e et 5e côtes sur la ligne mamelonnaire : Fistule pulmonaire. Pneumotomie. À 2 cent., on tombe sur une cavité du volume d'un œuf. Tamponnement.	Guérison. Quitte l'hôpital 5 sem. ap. l'opérat. Plaie en voie de cicatrisation.		
31	**Krecke**, *Munchen. med. Woch.*, 1891, p. 509.	F, 15 ans.	Gangrène.		Rétrécissement de l'œsophage. Traitement par l'œsophagotomie.	Base droite en arrière.				Pneumotomie.	Mort (épuisement).		Abcès multiples à gauche. La caverne droite en voie de cicatrisation.
32	**Kundinsteff**, *Wratch*, 1895, p. 784.	26 ans.	Abcès pulmonaire (foyer de sphacèle), liquide fétide, hémoptysies.		Pneumonie.	Sommet gauche.	Signes cavitaires.	Adhérences partielles.		Résection des 2e et 3e côtes. Suture des plèvres. Incision cruciale du poumon. Cavité et communication avec une bronche. Curettage et lavage.	Guérison sans fistule.		

Tableau F.

Gangrène pulmonaire (*suite*).

N°	INDICATIONS BIBLIOGRAPHIQUES	SEXE ÂGE	NATURE ET FORME DE LA MALADIE	DÉBUT	ÉTIOLOGIE	SIÈGE
33	Sapiejko, *Soc. de méd. de Kief in, Wratch,* 1897, p. 175.	F	Gangrène.			
34	Sapiejko, *Wratch,* 1897, p. 175.	H	Gangrène.			
35	Priestley-Leech, *Lancet,* 1894, t. I, p. 87.	H 22 ans.	Abcès chronique compliqué de gangrène secondaire.	4 mois.	Pleuro-pneumonie datant de 6 mois.	Côté gauche en avant 1/3 moyen.
36	Lejars, *Soc. de chirurgie,* 1897, 17 févr. et *Gaz. hebd. de méd. et de chirurg.,* 1897, p. 181.	H 50 ans.	Gangrène pulmonaire, chez un artério-scléreux paralytique général.			Fosse sous-épineuse droite.
37	Lejars. *Soc. de chirurgie,* 1897, 17 février et *Gaz. hebd.,* 1897, p. 181.	H 35 ans.	Gangrène pulmonaire aiguë.	8 jours.	Broncho-pneumonie infectieuse il y a 2 mois.	Base droite en arrière. Sommet incliné.
38	Mackay, *Intercol. Q. J. and S.* Melbourne, 1894, t. I, p. 52.	H 12 ans.	Abcès gangreneux. Hémoptysie vomique.	qq. j.	Affection pulmonaire aiguë datant de 5 sem. (pas de diagnostic).	Base droite antéro-latéralement.

N°	SIGNES CAVITAIRES	ADHÉRENCES PLEURALES	PONCTION	INCISION	RÉSULTAT OPÉRATOIRE	RÉSULTAT ÉLOIGNÉ	AUTOPSIE
33				Pneumotomie.	Guérison.	Guérison quelques mois.	
34				Pneumotomie (fragments de poumon enlevés).	Guérison.	(Opéré dep. qq. temps.)	
35	Pas de signes cavitaires.	Adhérences.		Incision du 3e espace intercostal. Ponctions multiples (3) négatives. Ponctions du 2e espace, la 2e ponction ramène du pus. Incision sur le trocart. Dilatateur avec la pince de Lister. Pas. Drainage.	Guérison après avoir présenté 2 hémoptysies peu graves pendant la convalescence.	Guérison complète (6 mois).	
36	Signes cavitaires peu nets.	Adhérences partielles, peu étendues, au niveau du foyer gangreneux.		Résection de 3 côtes, 4e, 5e, 6e. Décollement pleuro-pariétal : Incision de la plèvre. Poumon attiré avec pince et exploré, ouverture d'une cavité du volume d'un œuf de poule à 1 cent. 1/2. de profondeur. Suture du poumon à la plèvre pariétale.	Mort 2 jours ap. épuisement.		Pas d'autres cavités gangreneuses.
37	Pas de signes cavitaires.	Adhérences partielles lâches.		Incision, décollement extra-pleural. Pneumotomie en un point adhérent. On ne trouve pas de cavité.	Mort d'infection 2 j. après.		La cavité siégeait au sommet, cavité seulem' à la base.
38	Pas de signes cavitaires.	Adhérences.	Ponction négative.	Incision au-dessous de l'angle inférieur de l'omoplate. Résection de 2 côtes. Adhérences. Ponctions multiples dans toutes directions. Enfin, on rencontre une petite cavité du volume d'une noix contenant des débris sphacélés, cette cavité est incisée.	Mort. Hémoptysie.		Autopsie partielle (poumon malade seulement), lobe supérieur, sain, lobe inférieur et moyen adhérents. Cavité du volume d'une orange située au-dessus de la cavité ouverte, séparée d'une épaisseur de 3 millimètres. 5 ou 6 autres petits abcès du lobe inférieur. Un abcès du lobe moyen.

N°	INDICATIONS BIBLIOGRAPHIQUES	SEXE ÂGE	NATURE ET FORME DE LA MALADIE	DÉBUT	ÉTIOLOGIE	SIÈGE	SIGNES CAVITAIRES	ADHÉRENCES PLEURALES	PONCTION	INCISION	RÉSULTAT OPÉRATOIRE	RÉSULTAT ÉLOIGNÉ	AUTOPSIE
39	**Monod**, *Soc. de chirurgie*, 1892, p. 578, et 1895, p. 733.	H 48 ans.	Gangrène aiguë.	20 j.	Pneumonie datant de 2 mois.	Base gauche en arrière.	Signes cavitaires.	Adhérences (non diagnostiquées).	Ponction exploratrice 9e espace intercostal négative. Ponction du 8e esp. positiv?	Pneumotomie sans résection costale au niveau du 8e espace intercostal. Abcès situé à 10 cent. de profondeur.	Guérison (1 mois 1/2).		
40	**Northrup et Mc. Cosh**, *New York, Med. J.*, 14 janvier 1897.	F 33 ans.	Abcès gangreneux.	3 mois.	Pleuro-pneumonie grippale. Bronchite fétide.	Base droite en avant.	Pas de signes cavitaires.	Adhérences partielles, manquantes en avant.	Ponction au niveau du 3e espace sur la ligne axillaire ouv. pas profonde. Plusieurs ponctions sous le mamelon sans résultat.	Incision et résection de la 6e côte (3 cent. 1/2) sur la ligne axillaire. Pneumothorax partiel non inquiétant. Ponction du poumon. Pus à 2 cent. de profondeur. Incision au ciseau sur l'aiguille. 3 onces de pus et fragment du poumon gangrené. 2e abcès au-dessus du 1er également ouvert.	Guérison. Hémoptysies fréquentes pendant la convalescence. Plaie complètement fermée en 5 m. Pas d'hémorragies, pas de lavages. Drainage.	Guéri. 9 m. Nouvelle poussée aiguë avec crachats fétides. à cette époque, dont elle guérit sans intervention.	
41	**Œhler**, *München. med. Woch.*, 1891, p. 715.	H 30 ans.	Abcès gangreneux chronique.	2 ans 1/2 (1 m)	Pleuro-pneumonie 2 ans auparavant. Crachats gangreneux et hémoptoïques.	Base gauche en arrière.	Pas de signes cavitaires sauf depuis 1 mois.	Pas d'adhérences.	Avait déjà été ponctionné (pas de détail).	Résection de la 7e côte. Pneumothorax. On abandonne l'opération. Drainage de la plèvre. Pneumothorax résorbé en quelques jours. 4 semaines après, nouvelle incision au même point. Incision au thermo de 5 cent. de profondeur dans le poumon. La caverne s'ouvre spontanément 2 jours après dans le trajet. Drainage.	Guérison.	Fistule purulente, 1 an 1/2 après. Le malade est repris d'accidents dès que sa fistule se ferme. (Fétidité des crachats. Fièvre.)	
42	**Okell**, *Lancet*, 1888, t. 1, p. 622.		Gangrène pulmonaire.	qq. semaines.	Pleuro-pneumonie.	Base droite.		Adhérences.		Pneumotomie.	Guérison.		
43	**Koch**, in Orxchowski, *Wrat.*, 1888, p. 743, in *Zeitsch. f. klin. Med.* 1880, t. XVI, p. 305.	H 30 ans.	Abcès gangreneux.	4 mois.	Pneumonie 4 mois auparavant vomique. 1 mois après pneumonie.	Base droite entre lignes axillaires post. et mamelonnaires.	Signes cavitaires.	Adhérences.	2 ponctions exploratrices négatives 1 mois et 3 semaines avant la pneumotomie.	Résection des 5e et 6e côtes (10 cent.). Ouverture d'une caverne à 2 ou 3 cent. de profondeur, du volume du poing (foyer gangreneux dans un abcès ancien). Cautérisation au thermo.	Guérison. Lavages au permanganate : accès de toux. Drains supprimés 56 j. après l'opération. Guéri en 2 mois.	18 mois ap. guérison maintenue, légère scoliose et cicatrice déprimée, respiration affaiblie du côté opéré.	

Tableau F. — **Gangréne pulmonaire** *(suite)*.

N°	INDICATIONS BIBLIOGRAPHIQUES	SEXE AGE	NATURE ET FORME DE LA MALADIE	DÉBUT	ÉTIOLOGIE	SIÈGE	SIGNES CAVITAIRES	ADHÉRENCES PLEURALES	PONCTION	INCISION	RÉSULTAT OPÉRATOIRE	RÉSULTAT ÉLOIGNÉ	AUTOPSIE
44	Pollard, in Pav[vax], Clin. Soc. of Lond., 1888. in Brit. M. J., 1888, t. II, p. 270.	H 7 ans.	Gangrène.	5 sem.	Pneumonie probablement consécutive à corps étranger.	Sommet droit en avant.	Signes cavitaires.			Incision du 2e espace intercostal. Énorme cavité. Contre-ouverture dans le 6e espace.	Mort. 13 j.		Cavité occupant 1/3 de cent. du poumon (les 3 lobes atteints). Œsophage adhérant à la bronche droite et communiquant avec elle (cause de cette communication inconnue).
45	Perier et C. Paul, Bull. Acn. de méd., 1892, t. XXVII p. 375.	H 58 ans.	Gangrène.	4 mois.	Bronchite et septicémie gangréneuse 7 mois auparavant.	Sommet gauche.	Signes cavitaires.	Adhérences lâches.		Incision du 2e espace intercostal. Foyer à 2 cent. de profondeur contenant 60 c. c. de pus. Drainage (naphtol camphré).	Guérison en 50 jours.		
46	Pochat, Inaug. Dissert. Kiel, 1894.	H 28 ans.	Abcès gangreneux ou pneumonie gangréneuse par résorption.	5 sem.	Dilatations bronchiques anciennes.	3e esp. I. C. en avant. Base droite en arrière.	Signes cavitaires.	Pas d'adhérences pleurales.	1 ponction négative 9e espace intercostal. 1 ponction positive 3e espace intercostal en avant.	Application de pâte de chlorure de zinc. Résection de 3 cent. 1/2 de la 3e côte. Ouverture spontanée de la caverne, 10 jours après. 10 semaines après, même opération en arrière au niveau de la 5e côte. Ouverture de la caverne en 7 jours.	Mort 2 jours ap. l'ouverture de la 2e caverne.		Dilatation bronchique ancienne. Broncho-pneumonie, cachexie. Le malade amélioré après la première opération, refusait de laisser faire la seconde.
47	Porter, J. of Am. med. Association. 1891. t. XVI, p. 335.	F jeune.	Abcès gangreneux.		Grippe survenue après accouchement.	Base gauche.	Signes cavitaires.	Adhérences.		Incision et résection costale. Lavage. Drainage.	Guérison complète.		
48	Porter, J. of Am. med. Association, 1891, t. XVI, p. 335.	H âge moyen.	Abcès gangreneux.			Base gauche.	Signes cavitaires. Abcès gazeux.	Adhérences.		Incision et résection costale. Lavage. Drainage.	Guérison complète.		
49	Pengrueber et de Beurmann, France médicale, 1886, t. II, p. 1403.	F 12 ans.	Gangrène, hémoptysie et vomique, pas de bacille.	plus. années.	Affection pulmonaire mal déterminée.	Région antéro-latérale droite.				Résection de 5 cent. des 5e et 6e côtes. Pneumotomie au thermo. Cavité, à 3 cent. de profondeur. Drainage. Pas de lavage.	Guérison rapide (pas de détails).		

N°	INDICATIONS BIBLIOGRAPHIQUES	SEXE / AGE	NATURE ET FORME DE LA MALADIE	DÉBUT	ÉTIOLOGIE	SIÈGE	SIGNES CAVITAIRES	ADHÉRENCES PLEURALES	PONCTION	INCISION	RÉSULTAT OPÉRATOIRE	RÉSULTAT ÉLOIGNÉ	AUTOPSIE
50	Philipps et Nash. *Lancet*, 1896, t. II, p. 1454.	H, 56 ans.	Gangrène aiguë.	1 mois.	Pleuro-pneumonie.	Base droite lignes axillaires.	Pas de signes cavitaires.	Adhérences.	Ponction exploratrice. Pus, sang, débris.	Incision dans le 6e espace intercostal. Résection de la 6e côte, 1 pouce 1/2. Caverne gangréneuse, débris de poumon sphacélé. Lavage. Pas d'amélioration. 1 mois après, résection des 7e et 8e côtes, 2 pouces (ligne axillaire post.). Nombreuses ponctions exploratrices sans résultat. Pas de cavité.	Guérison. (14 mois.) Décharges purulentes par la plaie à plusieurs reprises. (Drain 1 an.) Hémoptysie 13 mois ap. l'opération.	Guérison complète. Revu 4 ans après.	
51	Quincke. *Mitteilungen aus den Grenzgeb. den Med. und Chir.*, 1895, Bd 1, H. I, obs. 6. p. 25 et tab. 2e, obs. 8, p. 30-31.	H, 34 ans.	Abcès chronique putride.	1 an 1/2	Pneumonie grippale.	Base gauche et ligne axillaire.	Signes cavitaires.	Adhérences.		Résection de la 3e côte sur la ligne axillaire antérieure. Ouverture de la caverne.	Mort 1 h. 1/2 après.		Plusieurs cavernes dont une seule ouverte. Mort. Faiblesse. Gangrène récente à droite. Exsudat pleural à droite.
52	Quincke. *Mitteilungen aus den Grenzgeb. der Med. und Chir.* 1895, Bd 1. H. I, tab. 1b, obs. 6. p. 10-11 et obs. 4, p. 8.	H, 33 ans.	Gangrène aiguë (abcès gangréneux).	4 sem.	Pneumonie aiguë. Pneumonie il y a 2 ans 1/2.	Base droite en arrière.	Signes cavitaires.	Adhérences.	Ponction exploratrice. Issue de pus.	Résection des 8e, 9e, 10e côtes (6 cent.) sur la ligne scapulaire. Incision en H en haut de la 9e côte. 2 sutures du poumon à la plèvre. Ponctions exploratrices multiples, sans résultat : 3 jours après il se forme une fistule purulente. Ouverture large au thermo. 5 jours après la résection costale. Drainage.	Guérison. 6 semaines.	Guéri (2 m.) complètement.	
53	Quincke, *Mitteilungen aus den Grenzgeb.*, etc., 1895, Bd 1. H. I, obs. 5, p. 25 et tab. 2b, p. 28-29.	H, 70 ans.	Abcès gangréneux chronique avec bronchiectasie secondaire.	10 m.		Base gauche en arrière	Signes cavitaires.	Adhérences partielles constatées par la ponction.	Ponction exploratrice 5e int. ligne axillaire. Pus, sérosité sanguinolente.	Application de pâte de chlorure de zinc. Résection de 3 cent. de la 6e côte, 14 jours après. Ponction, pus. Ouverture de la caverne au thermo.	Mort 3 jours après		Pleurésie séro-purulente ankylosée à gauche. Cavités multiples. Méningite chronique.
54	Ramsay. *Ann. of Surg.*, 1890, t. XI, p. 54.	H, 32 ans.	Gangrène.		Pneumonie aiguë.	Base droite en arrière.	Signes cavitaires.	Adhérences.	Ponction exploratrice positive.	Incision et résection de 3 cent. de la 7e côte. Ponction. Incision sur le trocart avec bistouri et pince. Issue d'une vase de liquide gangréneux. Drainage.	Guérison en 6 semaines. Le drain tombé le 7e jour dut être replacé à cause d'accidents de rétention. Pas de fistule.		

N°	INDICATIONS BIBLIOGRAPHIQUES	SEXE AGE	NATURE ET FORME DE LA MALADIE	DÉBUT	ÉTIOLOGIE	SIÈGE	SIGNES CAVITAIRES	ADHÉRENCES PLEURALES	PONCTION	INCISION	RÉSULTAT OPÉRATOIRE	RÉSULTAT ÉLOIGNÉ	AUTOPSIE
55	Ramsay, *Ann. of Surg.*, 1880, t. II, p. 144, et 1890, obs. 2.	H 25 ans.	Abcès gangreneux.	4 sem.	Blessure par arme à feu du thorax et du poumon.	Région axillaire et antérieure.	Signes cavitaires.	Adhérences.		Thoracotomie. Résection des 2e, 3e, 4e, 5e, 6e, 7e côtes. Pneumotomie. Issue de pus et de débris de vêtement.	Guérison.		
56	Rodmann, *Am. Pract.*, *Louisville*, 5 mai 1804, in *Univ. Ann.*, 1895.	H jeune.	Gangrène aiguë.		Pneumonie infectieuse consécutive à fracture de côtes.					Incision et résection de la 6e côte 20 j. après l'accident (4' pouces). Pus et débris pulmonaire. Tamponnement.	Guérison.		
57	Runeberg, *Deutsch Arch. f. Med.*, 1887, t. XLI, p. 91, obs. 2.	F 25 ans.	Gangrène et pneumothorax circonscrit.		Bronchite chronique et bronchiectasies multiples, bilatérales.	Lobe supérieur gauche en avant et en arrière.	Signes cavitaires.	Adhérences totales.	Ponction exploratrice répétée (Pravaz) sans résultat. Ponction sur la ligne axillaire 4e intercostal, positive.	Résection de 4 cent. de la 4e côte sur la ligne axillaire postérieure. Petites cavités, pas de pus. Ponctions au trocart fin, pas de caverne.	Deux j. op. issue de pus par le trajet. Mort 10 j. après.		Communication de la plèvre avec la plaie opératoire. Caverne gangreneuse du lobe inférieur. Caverne du lobe supérieur de 4 cent. dans laquelle s'ouvre une bronche. Petites cavernes multiples dans les lobes supérieurs et inférieurs. Poumon gauche n'existe en somme plus. A droite petites cavités de la base.
58	Smith et Treves, *Lancet*, 1896, t. II, p. 532.	H 40 ans.	Abcès gangreneux.	1 m 1/2.	Pneumonie aiguë.	Entre le bord interne de l'omoplate et le rachis.	Pas de signes cavitaires.	Adhérences.	Ponction exploratrice négative 2 jours avant l'opération.	Incision et résection costale, ouverture d'un petit abcès.	Guérison mais après rechute et formation d'un 2e abcès à côté du premier qui est également ouvert et drainé.		
59	Smith et Treves, *Lancet*, 1896, t. II, p. 522.	H 45 ans.	Abcès gangreneux fétide.	4 mois.	Pleuropneumonie.	En arrière au-dessous de l'angle de l'omoplate.	Signes cavitaires.	Adhérences partielles.		Incision et résection costale. Ponction exploratrice négative. Cavité de volume d'une « crickett ball ». Plèvre non adhérente en bas, protégée avec tampon.	Guérison complète.		
60	Seitz, *Inaug. Dissert.*, Wurzbourg, 1888.	H 35 ans.	Gangrène aiguë.	5 sem.	Typhus (6 sem.)	Base gauche en arrière.	Signes cavitaires.	Adhérences.		Résection des 7e et 8e côtes (4 cent.). Incision du poumon au bistouri. Cautérisation au thermo. Drain.	Mort 12 j. après une 2e caverne contenant 250 g. se vide 4 j. ap.		Pneumonie droite et cachexie.

N°	Indications bibliographiques	Sexe / Âge	Nature et forme de la maladie	Début	Étiologie	Siège	Signes cavitaires	Adhérences pleurales	Ponction	Incision	Résultat opératoire	Résultat éloigné	Autopsie
61	**Shewen**, *Austral. med Gaz.*, Sydney, 1888-1889, p. 175, t. VIII.		Gangrène.							Pneumotomie.	Guérison.		
62	**Salomon Smith**, *Lancet*, 1880, t. II, p. 36.	H 60 ans.	Gangrène.	2 mois.	Pneumonie aiguë.	Base droite en arrière.	Signes cavitaires.		Ponction exploratrice. Gaz putrides.	Pneumotomie au niveau de l'angle inférieur de l'omoplate. Pas de résection costale. Lavage provoque quinte de toux.	Mort 8 j. ap. (asthésie)		
63	**Smith S. C.** *Lancet*, 1889, p. 115, t. II.	F 39 ans.	Abcès gangreneux.	5 sem.	Pneumonie bâtarde depuis 3 sem.	Base droite en arrière.	Signes cavitaires.	Adhérences.	Ponction exploratrice dans l'angle de l'omoplate sans résultat.	Incision sans résection costale angle inférieur de l'omoplate. Dilatation du foyer. Ouverture d'une petite cavité.	Guérison avec fistule 4 semaines.		
64	**Sutton**, in Mosler, Wiesbaden, 1885, p. 58, et in Ruxeberg, obs. 2.	H 34 ans.	Gangrène (grosse caverne).		Pneumonie 5 ans auparavant.	Base gauche.	Signes cavitaires.		Ponction exploratrice. Issue de pus.	Incision du 6e espace intercostal. Drainage, lavage phéniqué quotidien.	Mort subite. 31e jour.		Grande cavité de la base.
65	**Thue**, *Nordiskt Magaz.*, 1891, p. 771, in *Jahresbericht* 1891, t. II, p. 445.	H 37 ans.	Gangrène.		Bronchite aiguë et pleurésie double.	Sommet droit.		Adhérences partielles insuffisantes.		Résection des 3e et 4e côtes. Poumon fixé à l'incision par des sutures à cause de l'insuffisance des adhérences.	Pleurésie purulente qui nécessite empyème. Mort 5 m. 1/2 ap.		Péricardite purulente.
66	**Trzebicky**, *Wiener med. Woch.*, 1893, nos 21 et 22.	H 58 ans.	Abcès chronique gangreneux.	3 mois.	Pneumonie traumatique 3 mois auparavant.	Base droite en avant.	Signes cavitaires.	Adhérences.	Ponction exploratrice.	Résection de la 4e côte (4 cent.), 2 j. après la ponction. Ouverture d'une caverne gangreneuse.	Mort 16 h. ap. (opéré *in extremis*).		
67	**Tuffier**, *Soc. de chirurgie*, 1893, p. 765, obs. 1.	H 50 ans.	Gangrène aiguë.	15 j.	Pleuro-pneumonie infectieuse datant de 45 jours.	Base droite ligne axillaire.	Signes cavitaires.	Pas d'adhérences.		Incision dans le 6e espace intercostal sans résection costale. Pneumothorax complet. Rétraction totale du poumon. Impossible d'ouvrir le foyer. Drainage de la plèvre.	Guérison.		
68	**Tuffier**, *Soc. de chirurgie*, 1893, p. 767, obs. 5.	F 19 ans.	Gangrène.	3 mois.	Pneumonie aiguë et pyémie dep. 3 m. 1/2.	Sommet droit en avant.	signes cavitaires.	Adhérences partielles.		Incision au niveau du 3e intercostal. Pas d'adhérences en ce point. Décollement de la plèvre pariétale en haut. Adhérences au niveau de la 2e côte. Résection de 5 cent. de cette côte. Pneumotomie. Ouverture d'une cavité du volume d'une tête de fœtus. Tamponnement.	Mort. 15 j. ap. Méningo-encéphalite.		Pas d'autopsie. (Au moment de l'opération la malade présentait des accidents d'embolie gangreneuse de la sylvienne. Elle subit le même jour la pneumotomie et la trépanation du crâne.)

N°	INDICATIONS BIBLIOGRAPHIQUES	SEXE AGE	NATURE ET FORME DE LA MALADIE	DÉBUT	ÉTIOLOGIE	SIÈGE	SIGNES CAVITAIRES	ADHÉRENCES PLEURALES	PONCTION	INCISION	RÉSULTAT OPÉRATOIRE	RÉSULTAT ÉLOIGNÉ	AUTOPSIE
69	Tuffier, *Soc. de chirurgie*, 1895, p. 676 et 760, obs. 4.	H 60 ans.	Gangrène aiguë.	0 sem.	Pneumonie.	Base droite en arrière.	Pas de signes cavitaires.	Adhérences partielles.		Incision sur le 8e espace intercostal. Décollement pleuro-pariétal. Adhérences au niveau de la 7e côte. Résection de la 7e côte. Ouverture d'une cavité du volume d'une tête de fœtus. Tamponnement.	Mort 6 jours ap. Hémoptysie foudroyante.		Hémorragie provenant du centre de la cavité. Pas de pleurésie ni de pneumothorax.
70	Tuffier, *Soc. de chirurgie*, 1895. p. 771, obs. 5.	H 44 ans.	Gangrène aiguë.	3 sem.	Pneumonie datant de 4 mois. vomique il y a 3 sem.	Base droite en avant.	Signes cavitaires.	Adhérences.		Incision au-dessous de la 4e côte en dedans du mamelon. Pas de résection costale.	Mort 5 j. ap. Hémoptysie.		Pas d'autopsie.
71	Wolkowitch, *Soc. de méd. de Kieff*, in *Wratch*, 1897, p. 173.	H 35 ans.	Gangrène aiguë.	1 mois.	Pneumonie (un mois) pas de bacille de Koch.	Base droite en avant.	Signes cavitaires.	Adhérences.		Résection de 6 cent. de la 5e côte. Ouverture d'une cavité longue et étroite. Contre-ouverture en arrière en réséquant la 9e côte qui mène dans une poche du volume d'une tête d'enfant. Ces 2 cavités séparées l'une de l'autre.	Guérison probable.		
72	**Walsham** (Symonds). *St-Bartholom., Hosp. Rep.,* 1880, t. XXV, p. 253.	H 33 ans.	Gangrène aiguë.	7 sem.	Pneumonie. Aspiration de boue (submersion).	Base gauche en arrière.				Résection costale. Drainage. Lavage.	Amélioration. Mort. 5 sem. ap Hémoptysie par la pression du drain.		Cavité diminue de volume.
73	**White**, *Med. News*, 1895, p. 38, t. LXII.	F 30 ans.	Gangrène chronique (1er foyer). 2e foyer, 5 mois 1/2 après.	5 m. 1/2.	Pneumonie infectieuse ancienne. Pleuro-pneumonie aiguë. Vomique.	Base droite en avant. Base droite en arrière.	Signes cavitaires. Signes cavitaires.	Adhérences. Adhérences.	Ponction exploratrice. Positive.	Incision du 6e espace intercostal. 2 onces de pus fétide. Lavage. Drainage. Incision à 1 cent. de la ligne axillaire postérieure, 6e espace. Issue de plusieurs onces de pus fétide et fragment de poumon gangrené.	Guérison. 2 mois (on enlève le drain). Guérison en 8 mois. Revue, guérie 2 ans ap.		
74	**Zezas**, *Coresp., Blatt. f. Schweizer Aerzte,* 1887, p. 455, t. XVII.	H	Abcès pyémique?	3 m. 1/2.	Pyémie consécutive à corps étranger du larynx.	Base droite en arrière.	Signes cavitaires.	Adhérences insuffisantes.		Incision et résection de la 7e côte, 6 cent. Ouverture d'une caverne à 5 cent. de profondeur. Tamponnement. Drainage.	Mort 14 j. après.		Pyopneumothorax. Adhérences insuffisantes. Œdème central, par thrombose des jugulaires. Abcès dans les deux poumons.

I

La chirurgie pulmonaire, regardée pendant longtemps comme une chirurgie d'exception, mérite d'entrer plus largement dans la pratique. Les résultats favorables de l'expérimentation, les perfectionnements de la technique opératoire, la tolérance remarquable du poumon chez l'homme, sont autant de données acquises permettant à cette chirurgie de se généraliser et d'assurer son avenir.

Un diagnostic précis et une intervention précoce sont ses deux éléments de succès. La *précision du diagnostic* a beaucoup à gagner encore, pour nous indiquer *le siège* des lésions et pour nous en limiter *l'étendue*. La percussion et l'auscultation sont des méthodes excellentes, et l'ensemble des signes physiques est important, mais je ne doute pas que la radiographie ne soit ici d'un puissant appui dans les cas difficiles. La ponction purement exploratrice offrirait de grands avantages, si elle ne présentait quelques dangers ; c'est au moment même de l'intervention ou après l'incision du thorax qu'elle donne le maximum de renseignements avec le minimum de risques.

L'incision et la *résection* du parenchyme pulmonaire peuvent être largement pratiquées sous le double couvert de l'antisepsie et de l'hémostase la plus rigoureuse. Elles comprennent une opération préliminaire : la *thoracotomie* et la *traversée pleurale*, et une opération principale : *l'incision ou la résection du poumon*. L'opération préliminaire a une importance considérable ; la thoracotomie comprend un tracé d'incision des

parties molles généralement courbe à convexité inférieure
mais variable d'étendue avec la profondeur, l'étendue et l'incertitude du diagnostic de la lésion présumée. L'incision
simple de l'espace intercostal, sauf rares exceptions de suppurations aiguës, est insuffisante ; une résection costale proportionnelle à la profondeur, à l'étendue, à la difficulté d'atteindre le foyer pulmonaire est préférable. La partie inférieure
de cette résection devra affleurer le point le plus déclive du
foyer ; elle a l'avantage de donner un champ d'opérations large,
d'assurer un drainage plus complet, et, ultérieurement, elle
permet l'affaissement de la paroi thoracique, si utile au processus de cicatrisation des pertes de substance du poumon.

Les adhérences des deux feuillets pleuraux sont la règle
générale (87 0/0). Les poussées de pleurésie antécédentes, les
allures aiguës de la maladie, le siège constant des lésions,
la douleur localisée à la pression créent des présomptions
en leur faveur. La dépression des espaces intercostaux pendant l'inspiration, l'amplitude des oscillations d'une aiguille
exploratrice enfoncée à ce niveau pendant la respiration
plaident dans le même sens. Mais aucune de ces constatations n'offre de garantie absolue, et il faut toujours avoir
présent à l'esprit la possibilité de l'ouverture de la séreuse.
Au cours de l'opération, l'aspect gris, lardacé de la plèvre,
son épaississement, sa consistance fibreuse appréciable au
doigt, sont, à mon avis, de bien meilleurs indices. Quand
elle existe, cette symphyse pleurale facilite l'opération,
devient un gage précieux du voisinage du foyer morbide et
allège d'autant le pronostic. Si elle paraît insuffisante, il faut
la consolider par une collerette de sutures. Les adhérences
manquent-elles, voit-on chevaucher sous le feuillet pariétal,
le poumon avec sa teinte gris-rosé au niveau du point
d'attaque ? on peut les chercher ou les créer. Les *chercher* :
en pratiquant une ouverture pleuro-pariétale qui permette
l'introduction du doigt dans la séreuse ; ou en décollant la
plèvre autour du point réséqué pour sentir une induration à

sa surface ; les *créer immédiatement* : par la suture des deux feuillets pleuraux et la pénétration dans le poumon au centre de la surface ainsi isolée ; les *créer lentement* : par l'acupuncture, ou l'application des caustiques chimiques (pâte de chlorure de zinc) ou le tamponnement iodoformé. La traversée pleurale constitue alors une opération en un ou plusieurs temps. *La suture des deux feuillets pleuraux* me paraît la méthode de choix, elle permet d'agir de suite avec sécurité et sans changer les rapports du poumon et du thorax, rapports sur lesquels sont basées toutes les recherches ultérieures du foyer intra-parenchymateux. Quant à la méthode qui consiste à se passer des adhérences en ouvrant largement la plèvre, elle peut être employée s'il existe déjà un pneumothorax, un pyothorax ou des adhérences étendues ; mais, en dehors de ces cas spéciaux, qui sont du domaine de la chirurgie pleurale, elle me paraît toujours téméraire, surtout quand la lésion cherchée est un foyer septique. Elle expose à un pneumothorax sérieux, à une infection pleurale, elle éloigne le poumon du centre d'action du chirurgien et change les rapports avec la paroi. Les expériences sur les animaux permettent d'espérer que pour les cas spéciaux où les adhérences manquent complètement, la respiration sous pression et le tubage laryngé deviendront de précieux adjuvants. En somme, la presque unanimité des chirurgiens croit qu'il est bon d'éviter le pneumothorax, et ce n'est que dans les moyens d'y arriver que les opinions diffèrent.

La plèvre traversée, *l'opération principale* commence. Si la teinte brunâtre du parenchyme indique la lésion sous-jacente, on va droit au foyer ; de même s'il s'agit d'une tumeur. Mais s'il existe des doutes, une ou plusieurs ponctions exploratrices sont indiquées, et si le résultat obtenu est positif, l'aiguille laissée en place servira de conducteur au thermo-cautère ou *au bistouri*, préférable aux instruments mousses comme la pince à pansement. Le fer rouge est contre-indiqué s'il s'agit de pneumectomie ; l'emploi du gros trocart, les applications de caustiques, les ponctions au thermo-cautère suivies de l'élargissement de la fistule, sont des procédés d'exception, auxquels j'ai toujours préféré l'incision franche au bistouri, incision faite en dédolant, et accompagnée d'une *exploration digitale* qui permettra d'apprécier la consistance des parties périphériques. La profondeur même de cette incision peut nécessiter l'emploi d'un instrument mousse, d'une sonde cannelée par exemple. Le foyer découvert sera exploré, on s'assurera qu'il est unique et largement ouvert. L'exploration et les caractères de l'expectoration ou de l'entrée de l'air par la plaie auront alors leur importance. Le tamponnement et le drainage direct ou transthoracique du foyer, s'il est septique, sa suture après extirpation, s'il est aseptique, devront être minutieusement soignés, par crainte d'hémorragie secondaire dans le premier cas, ou de pneumothorax d'origine bronchique dans le second. C'est la même crainte d'hémorragie secondaire qui fera préférer le drain de caoutchouc souple aux autres instruments de drainage; son maintien doit être prolongé. Les irrigations ne peuvent être employées qu'après preuve acquise de la non-communication du foyer morbide et des bronches. L'exploration de la cavité pulmonaire à l'aide du miroir frontal ou de l'éclairage électrique permettra de se rendre compte de la marche de la cicatrisation.

Des *accidents* variés peuvent troubler le cours normal de l'opération. Tout d'abord, l'incision peut ne pas rencontrer la collection; l'expérience montre que, dans ces cas, un drain laissé à demeure sert d'appel, et que le foyer s'ouvre généralement les jours suivants à son niveau. Le *pneumothorax* et l'*hémorragie* sont les deux complications à redouter. Dans le premier cas, saisir rapidement le poumon et le suturer à la plaie me paraît le meilleur moyen de remédier aux accidents immédiats et ultérieurs. Quant à l'hémorragie primitive elle est heureusement rare (nous n'en relevons que cinq cas), mais ni les instruments mousses, ni le fer rouge, ni même la ponction n'en mettent plus à l'abri que le bistouri; elle est justiciable du tamponnement. Si enfin tous les moyens mis en œuvre pour empêcher l'infection de la plèvre ont été inutiles, le drainage du cul-de-sac pleural, avec ou sans résection de la neuvième côte, est une pratique recommandable.

II

Les applications spéciales auxquelles s'adresse la chirurgie pulmonaire peuvent être classées artificiellement en lésions *aseptiques* et lésions *septiques* (bien que certaines affections, comme la tuberculose et les kystes hydatiques, puissent passer de l'une à l'autre de ces deux classes). Toutefois la présence constante de micro-organismes dans les bronches, même de petit volume, semblerait rendre ici l'asepsie rigoureuse bien difficile, et cependant les faits prouvent que nos foyers opératoires ne subissent guère l'infection par voie pulmonaire.

Les *lésions aseptiques* sont représentées par les *tumeurs*, certains *traumatismes* et leurs complications immédiates, ou tardives telles que les *hernies*; elles constituent une minorité notable.

Parmi les *néoplasmes pulmonaires* primitifs, il en est que l'anatomie pathologique et la chirurgie reconnaissent justiciables de l'extirpation; c'est jusqu'ici la difficulté du diagnostic qui nous en écarte. Toutes nos pneumectomies ont été dirigées contre des tumeurs secondaires ayant pour siège la *cage thoracique* et s'étendant au poumon; c'est au cours de leur exérèse que le chirurgien est conduit sur le parenchyme envahi, par propagation, ou par des noyaux de voisinage. La résection du néoplasme et du tissu pulmonaire avoisinant, puis sa suture hémostatique et unissante, ont donné des résultats encourageants (4 guérisons sur 7 cas). Ces tumeurs étaient des sarcomes, la récidive a été lente. Deux écueils sont à éviter pendant l'opération : le pneumothorax est ici la règle, à cause de l'absence constante d'adhérences en dehors de la portion du poumon atteinte par le néoplasme; la réunion insuffisante de la plaie pulmonaire a pu provoquer consécutivement le même accident : c'est alors que la suture préventive en collerette, que la préhension et la fixation du poumon ont rendu l'opération possible, et c'est précisément dans ces cas que la respiration sous pression trouvera son application.

L'intervention immédiate dans les plaies aseptiques ou supposées telles est commandée par l'hémorragie incoercible ou la hernie d'une portion du poumon. L'ouverture large du thorax rempli de sang, le nettoyage de la plaie, la recherche rapide de l'origine de l'hémorragie, la forcipressure, la ligature ou le tamponnement du parenchyme et le drainage consécutif constituent l'ensemble des moyens employés dans les 8 observations publiées. Le volume généralement notable du vaisseau sectionné, la difficulté de l'abord ont fait donner la préférence à la *suture hémostatique* sur le pincement du vaisseau. On serait peut-être autorisé à faire la compression ou la ligature temporaire du pédicule du poumon dans les cas où la recherche de l'origine de l'hémorragie abondante, ou son hémostase directe, deviendrait laborieuse.

Les hernies pulmonaires traumatiques immédiates, véritables prolapsus du poumon compliquant les plaies de poitrine, peuvent être réduites si leur asepsie est certaine et si l'organe est sain. Dans le cas contraire, qui est de beaucoup le plus fréquent, la résection de la masse herniée, après ligature au ras de l'espace intercostal et fixation à la plaie, constitue un mode de traitement qui a fait ses preuves, 7 cas avec 7 succès. A côté de ces prolapsus dans une plaie, je placerai les faits exceptionnels de hernie immédiate du poumon *par contusion*. L'issue a lieu à travers une rupture d'un espace intercostal. L'immobilisation, puis la réduction lente peuvent parer à cet accident, et seuls des signes particulièrement graves de dyspnée et d'hémorragie justifient le débridement et la réduction immédiate. Enfin les *hernies spontanées, congénitales ou acquises,* les hernies consécutives à d'anciens traumatismes, sont souvent curables par de simples bandages, et une intervention opératoire n'est indiquée que par les douleurs, l'augmentation progressive, ou l'incoercibilité de la hernie. *La cure radicale* après réduction de la hernie et résection du sac pleural m'a donné un bon résultat et c'est là le type absolu de l'opération aseptique sur le poumon.

Tout ce chapitre de chirurgie pulmonaire aseptique est assez pauvre en documents (20 obs.); on ne rencontre que des faits isolés pour ébaucher des conclusions. Ils constituent cependant un tout, ils ont un lien commun. Le succès opératoire est imputable à la technique suivie, et si l'indication a été exactement remplie le résultat est à peu près certain.

III

Les kystes hydatiques servent de transition entre la chirurgie aseptique et les infections pulmonaires d'ordre chirurgical. Notre intervention a été pratiquée dans trois alternatives : le kyste n'est pas suppuré et n'est pas ouvert dans les bronches, le kyste n'est pas suppuré, mais ouvert dans les bronches; enfin il est suppuré et ouvert dans les bronches. La plupart des pneumotomies ont été pratiquées pour des kystes suppurés et ouverts dans les bronches, et les opérations pour kystes non suppurés sont d'une extrême rareté. Nous sommes tous d'accord aujourd'hui pour proscrire d'une façon absolue la ponction dans le traitement des kystes, à cause des accidents de la plus haute gravité qu'elle occasionne : la rupture du kyste dans les voies aériennes, qui entraîne fréquemment la mort par asphyxie. Par contre, la pneumotomie a donné ici les plus brillants résultats (90 0/0 de guérisons).

IV

L'intervention chirurgicale contre la *tuberculose pulmonaire* a été tentée à la période de début, quand la lésion est encore à l'état de *noyau induré*, et à la période d'état, alors que les *cavernes tuberculeuses* sont constituées. A ces deux périodes, les indications, le manuel opératoire et le but à atteindre sont complètement différents. A la *tuberculose au début*, analogue à un néoplasme, j'ai essayé d'opposer l'ablation totale du foyer par pneumectomie, absolument comme s'il s'agissait d'un néoplasme à enlever. Lorsque la caverne est constituée, il ne s'agit plus d'ablation, mais d'ouverture ou de destruction par des moyens variés. Les premières tentatives d'extirpation de noyaux tuberculeux sont peu nombreuses, c'est par erreur que Block, Ruggi et Kronlein ont été signalés comme auteurs malheureux de pneumectomies pour tuberculose au début (voy. p. 34). Le premier opéra une femme qui n'était pas tuberculeuse, les observations de Ruggi n'ont rien de commun avec cette question, et Kronlein m'a écrit n'avoir jamais pratiqué de pneumectomies pour tuberculose. Les deux seuls faits qui ont trait à l'ablation, de propos délibéré, de noyaux tuberculeux ont donné deux guérisons durables. Ces tentatives n'ont pas été répétées par la majorité des chirurgiens, qui appuient leur abstention sur l'idée théorique d'une diffusion primitive très étendue de la tuberculose pulmonaire au début et les difficultés pratiques du diagnostic.

La chirurgie des *cavernes tuberculeuses* n'a pas donné de bien brillants résultats, il est vrai qu'elle s'est adressée à des cas désespérés et dont les lésions étaient au-dessus de toutes les ressources de l'art. Suivant l'idée que s'est faite chaque opérateur des causes de l'extension de la tuberculose, une méthode opératoire a été proposée : l'évacuation pure et simple du foyer; la cautérisation des parois; la thoracoplastie avec ou sans pneumotomie. L'*incision de la caverne* avec ou sans résection costale est facile et paraît en elle-même bénigne, mais elle ne constitue qu'un moyen de drainage; elle permet le traitement de la paroi tuberculeuse active par la cautérisation ignée et les diverses substances employées dans le traitement des tuberculoses locales, qu'elles aient pour but la destruction de la paroi ou celle du bacille. Vingt-six opérations de ce genre ont été suivies de mort rapide dans 13 cas, soit 50 pour

100, et quant au résultat définitif il a presque toujours été à peu près nul, sauf chez un des opérés de Sonnenburg. Chez tous les autres malades, la tuberculose a continué à évoluer après la pneumotomie, les cavernes ainsi ouvertes se sont rarement cicatrisées et c'est à peine si l'on peut compter une ou deux améliorations, que l'on se soit contenté d'une simple incision, suivie de drainage, ou que l'on ait cherché à agir sur la paroi de la caverne à l'aide d'antiseptiques ou de caustiques variés. Ces résultats peu encourageants, joints à cette notion générale que l'affaissement du thorax est un élément très important dans la cicatrisation des pertes de substance du poumon, ont fait proposer la résection costale, ou *thoracoplastie*, comme méthode de traitement de ces cavernes. Les rares opérations qui ont été faites jusqu'ici (3 cas) ne permettent pas de tirer de conclusions. C'est dans ce même but de réunion des parois de la caverne que la compression de la base correspondante du thorax a été proposée.

Ces moyens sont à l'essai, et leur valeur se dégagera des faits que vous publierez; mais il est nécessaire, pour établir scientifiquement les résultats, de les baser sur des indications opératoires précises dont les seules acceptables sont : pour l'exérèse complète, la limitation exacte des lésions; pour la pneumotomie, les accidents septiques de rétention; pour la thoracoplastie, la notion d'une paroi caverneuse dense et fibreuse, passive, sans tendance à la cicatrisation.

Les *injections intra-parenchymateuses* dans la tuberculose pulmonaire n'ont pas tenu ce qu'elles semblaient promettre, les résultats qu'elles ont donnés ont été jusqu'ici peu encourageants; et cependant tous les spécifiques tour à tour vantés dans le traitement de cette maladie ont été mis à contribution. Certaines *complications* de la tuberculose pulmonaire sont accessibles à la chirurgie, je laisse de côté les abcès ou les adénopathies de voisinage; les fistules tuberculeuses et les pyopneumothorax, qui sortent du domaine de la chirurgie pulmonaire. La *gangrène* compliquant une caverne tuberculeuse deviendra une indication opératoire. Les *hémo-ptysies* incoercibles, que Chassaignac déjà voulait traiter par les injections d'air dans la plèvre, et pour lesquelles Cayley a proposé la création d'un pneumothorax complet, ne semblent pas avoir beaucoup profité de ce moyen ; mais la résection costale supérieure a donné dans les quelques cas où elle a été employée (Tab. B, obs. 33 et 35), des résultats satisfaisants : elle se propose d'affaisser un point déterminé du poumon qui est le siège même de l'hémorragie ; elle semble appelée à devenir un procédé applicable à ces cas exceptionnels, auxquels je joindrais volontiers la résection du sommet pulmonaire si l'affection est au début et bien localisée.

V

Les *suppurations pulmonaires* forment un groupe presque homogène par leur processus anatomique et leurs indications opératoires. Quelle que soit la variété d'altération, la septicémie commande l'intervention chirurgicale ; l'évacuation large et le drainage sont le but thérapeutique. Nous serions donc tentés de décrire sous un même chef : les *suppurations pulmonaires*, comme on a décrit les suppurations pelviennes. Mais à côté des grands traits qui les relient, il existe entre elles de si nombreuses différences, qu'il est nécessaire d'établir des variétés. D'ailleurs l'expérience n'est-elle pas là pour montrer quelle confusion de faits a créé ce terme de suppurations pelviennes, et combien les indications opératoires sont devenues plus précises depuis l'édification d'un cadre nosologique distinct pour chaque variété anatomique ? Sans doute, il existe des faits complexes, difficiles à classer, relevant à la fois de deux groupes ; mais si, sur ce point, ma tâche n'est pas remplie, ne nous en prenons qu'à la difficulté générale de toutes les classifications, et un peu à nous-mêmes dont les observations sont trop souvent incomplètes. J'envisagerai donc les *suppurations simples*, aiguës et chroniques, *abcès*, *bronchiec-tasies*, la *gangrène* et l'*actinomycose* (¹).

La fréquence des opérations pour *abcès pulmonaires* (49 cas), opposée à l'extrême rareté de la constatation anatomo-patholo-gique de ces abcès, semble prouver que nombre des interven-tions ont été dirigées contre des foyers de *pleurésie purulente en-kystée* ; certains faits même sont étiquetés par le même auteur tantôt pleurésie interlobaire, tantôt abcès pulmonaire. Beau-coup de suppurations dont la nature et l'étiologie n'ont pas été suffisamment étudiées, viennent encore grossir le chiffre de ces opérations et en expliquer le nombre. Il faudrait réserver ce nom d'abcès aux collections purulentes creusées dans le parenchyme pulmonaire ; ils ne seraient alors que la compli-cation de lymphangites et d'embolies.

Les résultats thérapeutiques bénéficient dans ces cas de la confusion des termes. La collection est unique, l'état général au moment de l'opération est relativement satisfaisant, les adhérences sont la règle ; l'état du poumon, normal dans le reste de son étendue, lui permet de combler rapidement la perte de substance ; les parois mêmes de la collection, dans les cas aigus, sont molles et se prêtent à l'ampliation pulmo-naire ; le diagnostic de nature et de siège est posé : dans de telles conditions, la pneumotomie donne 23,8 pour 100 de mortalité opératoire. Quant à la guérison, elle est complète et rapide (de 12 jours à 6 semaines) dans les cas aigus opérés de bonne heure. Mais les collections purulentes déjà anciennes demandent 4, 5, 6, 7 et 8 mois pour arriver à cicatrisation.

Les conditions sont tout autres dans les *bronchiectasies* et les résultats sont également très différents. Le diagnostic exact est beaucoup plus difficilement établi : je veux parler ici du diagnostic de la variété de dilatation bronchique. La dilatation

---

(¹) L'intervention chirurgicale dans l'actinomycose doit toujours céder le pas au traite-ment médical par l'iodure de potassium. Jusqu'à présent la chirurgie pulmonaire n'est représentée dans cette affection que par la seule observation de pneumotomie pratiquée par Reboul (voy. NAUSSAC. *Th. de Lyon*, 1896 : De l'actinomycose pulmonaire). Nous ne saurions édifier des conclusions sur ce seul fait.

ampullaire *sacciforme*, qui est la plus justiciable de la chirurgie, peut être simulée par un groupe de cavernules moniliformes réunies en un point du poumon. Ni l'auscultation, ni la percussion, ni le mode, ni la quantité d'expectoration, ni même la ponction, négative dans la moitié des cas, ne permettent un diagnostic précis. L'incision pulmonaire elle-même peut passer à côté des lésions ou même au milieu des dilatations bronchiques sans les faire constater. Joignez à ces difficultés diagnostiques la présence presque constante de foyers multiples quelquefois bilatéraux, la généralisation possible de ces ectasies, l'absence d'adhérences pleurales, la difficulté de cicatrisation de ces tissus fibroïdes, le tout chez un sujet souvent âgé, scléreux, infecté depuis longtemps, et vous comprendrez combien le pronostic sera sombre, et combien la chirurgie devra être réservée dans l'attaque de cette affection. L'*indication opératoire*, dans nos 45 observations, a été constituée par la septicémie subaiguë ou chronique chez des sujets porteurs de lésions diagnostiquées unilatérales et rebelles à tout traitement médical. La pneumotomie a donné 10 morts opératoires sur 38 cas. La mort est due, en général, à des complications viscérales (dégénérescences amyloïdes, abcès du cerveau) ou à la bilatéralité des lésions. Les résultats opératoires sont très différents cependant suivant qu'il s'agit de bronchiectasies sacciformes (1 mort sur 15) ou ampullaires (8 morts sur 24). Les premières seules ont donné des résultats thérapeutiques appréciables. Mais il faut s'attendre dans ces cas à voir une fistule persister pendant de longs mois.

C'est dans les bronchiectasies que je ferai rentrer l'histoire des *corps étrangers du poumon*. Les complications qu'ils provoquent appartiennent au groupe des suppurations pulmonaires ou des bronchiectasies. Beaucoup plus fréquentes quand le corps étranger a pénétré par le larynx, elles sont exceptionnelles dans les plaies de poitrine par armes à feu. L'extraction du corps étranger par bronchotomie ou par pneumotomie semble peu engageante d'après les faits expérimentaux comme d'après les faits cliniques, si bien que le traitement chirurgical symptomatique reste seul applicable, et c'est en somme une bronchiectasie ou un abcès gangreneux avec accidents généraux septiques que nous devons combattre. L'extraction du corps du délit ne peut être malheureusement qu'un fait accessoire puisqu'il est de règle de ne pas le trouver (10 fois sur 11); il pourra cependant être expulsé spontanément plus tard (2 cas) ou demeurer indéfiniment dans le poumon. La pneumotomie, précoce ou tardive suivant les allures aiguës ou chroniques des accidents, a été pratiquée 11 fois : ses résultats ont été des plus médiocres (4 morts opératoires, 4 fistules, 1 résultat à peu près nul et seulement 2 améliorations).

De toutes les affections du poumon, c'est la *gangrène* qui a été le plus souvent l'objet de nos interventions; je relève actuellement 74 cas opérés. La gravité des accidents septiques qui l'accompagnent, accidents dus à une rétention des produits sphacélés, explique la richesse de nos documents. La *gangrène circonscrite*, corticale ou profonde, est seule justiciable de nos interventions. Les gangrènes pleuro-pulmonaires provoquent des empyèmes putrides qui constituent l'affection dominante principale, et appartiennent comme telles aux pleurésies purulentes en général; et si nous devons agir alors sur le parenchyme pulmonaire, ce n'est plus qu'à titre secondaire, c'est un épisode sans grande importance du traitement, et je suis obligé de les distraire de ce chapitre. La gangrène circonscrite n'appartient elle-même au domaine chirurgical que dans sa période d'*élimination et de réparation*. Toutes les infections pulmonaires peuvent se compliquer de gangrène : c'est la putridité, l'entrée en scène des microbes saprogènes qui constitue la gangrène : qu'ils pénètrent sans effraction à la suite d'une pneumonie, d'une bronchiectasie, de la tuberculose ou du cancer, avec un corps étranger ou une embolie, ou qu'ils entrent de vive force par une plaie de poitrine ou une perforation de l'œsophage. Si le pronostic médical ou chirurgical peut varier suivant chacune de ces causes, suivant chacune des *formes aiguës* ou *chroniques* des accidents, abcès gangreneux ou gangrènes chroniques, l'indication, le manuel opératoire sont les mêmes pour tous ces cas. Je puis donc les envisager en bloc, quitte à tirer ultérieurement des éléments de la clinique un élément de pronostic opératoire ou thérapeutique différent.

Lorsqu'un foyer de gangrène pulmonaire ne peut s'éliminer par le drainage bronchique, drainage naturel, des accidents de rétention septique continus ou progressifs conduisent à chercher dans la pneumotomie un mode d'évacuation efficace. La persistance des accidents septiques menace le malade soit par elle-même, soit par la greffe possible des produits gangreneux dans le même poumon ou dans le poumon opposé, provoquant une véritable pneumonie gangreneuse par aspiration. Cette suppuration persistante amène des lésions viscérales chroniques sous forme d'amylose rénale ou hépatique qui commandent l'intervention, mais en aggravent singulièrement le pronostic. L'observation prouve que ces accidents *de propagation* sont plus fréquents dans la gangrène des lobes supérieurs, au contraire la gangrène des lobes inférieurs tire sa gravité du drainage insuffisant. L'intervention précoce sera donc plus formellement indiquée dans le premier cas; mais cette localisation est rare, le siège d'élection de la gangrène étant la partie postérieure des lobes inférieurs. Les accidents consécutifs à l'entrée dans les bronches de parcelles alimentaires sont généralement des gangrènes aiguës nécessitant une intervention rapide; malheureusement, dans tous les cas traités chirurgicalement, la multiplicité ou l'étendue des foyers a rendu inutiles les efforts chirurgicaux dirigés de ce côté.

L'indication opératoire nettement posée, *le diagnostic précis* est nécessaire. Moins fécond en erreurs que pour les bronchiectasies, il est loin d'être facile. La présence du foyer gangreneux ne fait pas de doute, mais son siège est difficile à préciser. Les meilleurs cliniciens, après de nombreux et méticuleux examens, ont été trompés, non seulement dans la délimitation du foyer, mais encore dans son siège, soit que l'erreur de localisation portât sur les parties d'un même lobe, soit même qu'une lésion siégeât très loin du maximum des foyers d'auscultation, dans le lobe supérieur, alors qu'on la croyait dans le lobe inférieur. Les ponctions aspiratrices sont utiles, mais elles sont alors dangereuses par la septicité du foyer à atteindre; une pleurésie purulente, un phlegmon gangreneux en ont été la conséquence. La fréquence de *multiplicité* et de *bilatéralité* des lésions nécessite les plus grandes précautions; les foyers gangreneux consécutifs aux perforations de l'œsophage notamment sont souvent bilatéraux. Le diagnostic des *adhérences* est ici plus important qu'ailleurs à cause de la septicité toute spéciale du foyer pulmonaire, elles sont heureusement la règle (sur 74 cas : 6 fois elles manquaient totalement, 14 fois elles étaient insuffisantes ou incomplètes). Si elles manquent, leur recherche ou leur création s'impose. Tous les moyens de diagnostic doivent être mis en œuvre pour permettre avant l'opération de connaître leur siège et leur présence et d'établir un pronostic. Il n'est pas jusqu'à la *cause* elle-même de la gangrène qui ne doive être précisée : les gangrènes par corps étrangers des bronches ou par rupture de l'œsophage étant particulièrement graves.

Au point de vue *thérapeutique*, tous les moyens médicaux ayant échoué, le choix de l'intervention ne paraît guère discutable; malgré les belles et anciennes recherches de Wilhelm Koch et les résultats récents de Hewelke, les injections antiseptiques iodées ou thymolées ne répondront qu'à des formes bénignes, peut-être à ces cas de foyers trop multiples pour permettre des incisions. La ponction au gros trocart présente tous les dangers de la pneumotomie sans avoir ses avantages. L'*incision large*, l'évacuation du foyer et l'extraction des séquestres parenchymateux constituent la méthode de choix. La thoracotomie avec résection costale proportionnelle à l'étendue et à la profondeur du foyer gangreneux est généralement adoptée. La suture des feuillets pleuraux s'il n'y a pas d'adhérences, leur consolidation si elles sont molles, et la préservation de la séreuse s'imposent ici par la virulence toute spéciale des foyers gangreneux. L'incision pulmonaire avec ou sans ponction probatoire sera pratiquée au bistouri ou au thermo-cautère; le fer rouge n'est guère hémostatique, mais les craintes d'inoculation du foyer opératoire peuvent expliquer son choix dans ces cas. Cette incision franche me paraît préférable aux ponctions ignées ou à la cautérisation chimique lente et incertaine. Le foyer gangreneux largement ouvert à son point déclive, débarrassé de ses séquestres, bien examiné du doigt et de l'œil pour s'assurer de son isolement, sera tamponné antiseptiquement et drainé. Tous les auteurs s'accordent sur la nécessité d'un drain souple, de longueur bien calculée pour ne pas pénétrer dans les bronches et provoquer des accès de toux, bien fixé pour ne point être aspiré par les bronches, et fréquemment déplacé et replacé pour ne pas provoquer d'hémorragies par érosion vasculaire. En dehors du pneumothorax par défaut d'adhérences pleurales, les accidents opératoires à craindre sont l'hémorragie ou l'entrée de l'air dans les veines pulmonaires, accidents rares d'ailleurs. L'hémorragie primitive a toujours été, dans les observations que nous rapportons, rapidement arrêtée par le tamponnement. Quant aux hémorragies secondaires, leur gravité est tout autre (4 opérés ont succombé à des hémorragies de ce genre). Le pneumothorax secondaire et la pleurésie purulente consécutive n'ont pas toujours pu être évités par la suture des feuillets pleuraux, comme le montre une des observations de Roux.

Les résultats immédiats sont la disparition de la fétidité de l'expectoration et la chute de la fièvre. Le passage de l'air dans le foyer, sa ventilation ont sur les accidents putrides une action spéciale, indépendante du drainage lui-même. Il a suffi, en cas de putridité nouvelle, d'élargir la fistule pour voir l'infection disparaître sans que pour cela l'écoulement soit plus abondant. Les résultats obtenus par le traitement chirur-

gical accusent une mortalité de 40 pour 100, mais un groupe-
ment plus instructif est celui qui a trait aux résultats chirurgicaux obtenus dans les différentes gangrènes suivant leur
étiologie ; 63 de nos observations sont utilisables à cet égard.
Je relève 55 gangrènes métapneumoniques avec 39 guérisons ;
4 gangrènes survenues au cours de dilatations bronchiques
avec 3 morts, 7 gangrènes par embolie avec 5 morts, 2 cas
consécutifs à une perforation de l'œsophage avec 2 morts ;
enfin un cas d'abcès gangreneux consécutif à une plaie par
arme à feu a guéri. Il résulte de ces faits que la gangrène
pulmonaire circonscrite bénéficie de l'intervention chirurgicale à sa période d'élimination et de réparation. Les résultats de la pneumotomie sont d'autant plus favorables qu'elle
est plus hâtive, que les feuillets pleuraux sont adhérents, que
les foyers sont plus superficiels et que les causes du processus
sphacélique relèvent d'une infection aiguë et accidentelle,
frappant un poumon dont le reste du parenchyme est normal.
Nous voyons en effet que, les hémorragies secondaires mises
à part (4 morts), ce sont les lésions multiples et bilatérales
qui ont le plus souvent amené la mort des opérés (11 obs.). La
majeure partie des causes de nos échecs pourra donc disparaître, si les malades nous sont confiés avant d'être des septi-
cémiques épuisés, si les foyers sont attaqués au début. Nos
opérations devenues *précoces* en bénéficieront d'autant et je
ne doute pas que la chirurgie ne trouve alors dans la gangrène pulmonaire l'occasion de brillants et d'indiscutables
succès.

TABLE DES MATIÈRES

35 706. — Imprimerie LAHURE, rue de Fleurus, 9, à Paris.

A LA MÊME LIBRAIRIE

Traité de Chirurgie, publié sous la direction de Simon-Duplay, professeur à la Faculté de médecine de Paris, membre de l'Académie de médecine, et Paul Reclus, professeur agrégé, membre de l'Académie de médecine, par MM. Berger, Broca, Delbet, Delens, Demoulin, Forgue, Gérard-Marchant, Hartmann, Heydenreich, Jalaguier, Kirmisson, Lagrange, Lejars, Michaux, Nélaton, Peyrot, Poncet, Quénu, Ricard, Segond, Tuffier, Walther. 8 vol. grand in-8° avec nombreuses figures dans le texte. *En souscription* . . . . **150 fr.**

Traité d'Anatomie humaine, publié sous la direction de Paul Poirier, professeur agrégé à la Faculté de médecine de Paris, chirurgien des hôpitaux, chef des travaux anatomiques, par MM. A. Charpy, A. Nicolas, A. Prenant, P. Poirier, P. Jacques. 4 volumes gr. in-8°, avec nombreuses figures en noir et en couleurs. Huit fascicules parus. . . . . **86 fr.**

Traité de Gynécologie clinique et opératoire, par le Dr Samuel Pozzi, professeur agrégé à la Faculté de médecine de Paris, membre de l'Académie de médecine, chirurgien de l'hôpital Broca. *Troisième édition*, revue et augmentée. 1 vol. gr. in-8° avec 628 figures. Relié toile. . . . . **30 fr.**

Précis d'Obstétrique, par A. Ribemont-Dessaignes, professeur agrégé à la Faculté de médecine de Paris, accoucheur de l'hôpital Beaujon, et G. Lepage, ancien chef de la clinique obstétricale à la Faculté de médecine, accoucheur des hôpitaux. *Troisième édition*, revue et augmentée, avec 590 figures dans le texte dont 437 dessinées par M. Ribemont-Dessaignes. 1 vol. gr. in-8° de 1396 pages. Relié toile . . . . **30 fr.**

Traité des Maladies de l'Enfance, publié sous la direction de J. Grancher, professeur à la Faculté de médecine, membre de l'Académie de médecine, médecin de l'Hôpital des Enfants-Malades, J. Comby, médecin de l'Hôpital des Enfants-Malades, A.-B. Marfan, agrégé, médecin des hôpitaux. 5 volumes grand in-8°. *En souscription* . . . . **90 fr.**

Précis de Manuel opératoire. Ligatures, amputations, résections. Appendice, par L.-H. Farabeuf, professeur à la Faculté de médecine de Paris, membre de l'Académie de médecine. Nouvelle édition entièrement revue. 1 vol. petit in-8° avec nombreuses figures . . . . **16 fr.**

Manuel de pathologie externe, par MM. Reclus, Kirmisson, Peyrot, Bouilly, professeurs agrégés à la Faculté de médecine de Paris, chirurgiens des hôpitaux. 4 vol. in-8° . . . . **40 fr.**

Traité des Résections et des opérations conservatrices que l'on peut pratiquer sur le système osseux, par le Dr Ollier, professeur de clinique chirurgicale à la Faculté de médecine de Lyon. 3 vol. gr. in-8°. . . . . **50 fr.**

Cliniques chirurgicales de l'Hôtel-Dieu, par Simon Duplay, professeur de clinique chirurgicale à la Faculté de médecine de Paris, membre de l'Académie de médecine, chirurgien de l'Hôtel-Dieu, recueillies et publiées par les docteurs Maurice Cazin, chef de clinique chirurgicale à l'Hôtel-Dieu et S. Clado, chef des travaux gynécologiques à l'Hôtel-Dieu. 1 vol. in-8° de IV 406 pages avec figures dans le texte. . . . . **7 fr.**

36270. — Imprimerie Lahure, 9, rue de Fleurus, à Paris.

www.ingramcontent.com/pod-product-compliance
Ingram Content Group UK Ltd.
Pitfield, Milton Keynes, MK11 3LW, UK
UKHW022231080726
13614UKWH00007B/514